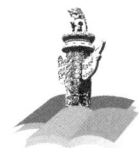

国家出版基金项目
NATIONAL PUBLICATION FOUNDATION

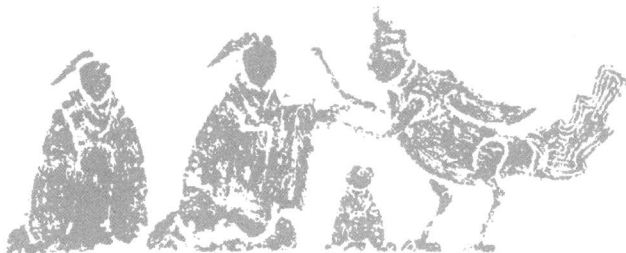

「十三五」国家重点图书出版规划项目

中医古籍名家点评丛书

总主编◎吴少祯

金匮钩玄

元·朱震亨◎撰
明·戴原礼◎校补
盛增秀◎主审
竹剑平　沈堂彪◎点评
余　凯◎整理

中国健康传媒集团
中国医药科技出版社

图书在版编目（CIP）数据

金匮钩玄／（元）朱震亨撰；（明）戴原礼校补；竹剑平，沈堂彪点评．—北京：中国医药科技出版社，2020.6

（中医古籍名家点评丛书）

ISBN 978 – 7 – 5214 – 1709 – 8

Ⅰ.①金…　Ⅱ.①朱…②戴…③竹…④沈…　Ⅲ.①《金匮要略方论》–研究　Ⅳ.①R222.3

中国版本图书馆 CIP 数据核字（2020）第 060583 号

美术编辑　陈君杞
版式设计　南博文化

出版　**中国健康传媒集团**｜中国医药科技出版社
地址　北京市海淀区文慧园北路甲 22 号
邮编　100082
电话　发行：010 – 62227427　邮购：010 – 62236938
网址　www. cmstp. com
规格　710 × 1000mm $^1/_{16}$
印张　9 $^1/_2$
字数　128 千字
版次　2020 年 6 月第 1 版
印次　2020 年 6 月第 1 次印刷
印刷　三河市百盛印装有限公司
经销　全国各地新华书店
书号　ISBN 978 – 7 – 5214 – 1709 – 8
定价　**29.00 元**

获取新书信息、投稿、为图书纠错，请扫码联系我们。

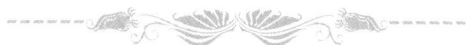

出版者的话

　　中医药是中国优秀传统文化的重要组成部分之一。中医药古籍中蕴藏着历代名家的思维智慧与实践经验。温故而知新，熟读精研中医古籍是当代中医继承、创新的基石。新中国成立以来，中医界对古籍整理工作十分重视，因此在经典、重点中医古籍的校勘注释，常用、实用中医古籍的遴选、整理等方面，成果斐然。这些工作在帮助读者精选版本、校准文字、读懂原文方面发挥了良好的作用。

　　习总书记指示，要"切实把中医药这一祖先留给我们的宝贵财富继承好、发展好、利用好"，从而对弘扬中医药学、更进一步继承利用好中医药古籍提出了更高的要求。为此我们策划组织了《中医古籍名家点评丛书》，试图在前人整理工作的基础上，通过名家点评的方式，更进一步凸显中医古代要籍的学术精华，为现代中医药的发展提供借鉴。

　　本丛书遴选历代名医名著百余种，分批出版。所收医药书多为传世、实用，且在校勘整理方面已比较成熟的中医古籍。其中包括常用经典著作、历代各科名著，以及古今临证、案头常备的中医读物。本丛书致力于将现有相关的最新研究成果集于一体，使之具备版本精良、校勘细致、内容实用、点评精深的特点。

参与点评的学者，多为对所点评古籍研究有素的专家。他们学验俱丰，或精于临床，或文献功底深厚，均熟谙该古籍所涉学术领域的整体状况，又对其书内容精要揣摩日久，多有心得。本丛书的"点评"，并非单一的内容提要、词语注释、串讲阐发，而是抓住书中的主旨精论、蕴含深义、疑惑谬误之处，予以点拨评议，或考证比勘，溯源寻流。由于点评学者各有专擅，因此点评的形式风格也或有不同。但其共同之点是有益于读者掌握、鉴识所论医籍或名家的学术精华，领会临床运用关键点，解疑破惑，举一反三，启迪后人，不断创新。

　　我们对中医药古籍点评工作还在不断探索之中，本丛书可能会有诸多不足之处，亟盼中医各科专家及广大读者给予批评指正。

中国医药科技出版社

2017年8月

余序

　　作为毕生研读整理、编纂古今中医临床文献的一员，前不久，我有幸看到张同君编审和全国诸多相关教授专家们合作编撰《中医古籍名家点评丛书》的部分样稿。感到他们在总体设计、精选医籍、订正校注，特别是名家点评等方面卓有建树，并能将这些名著和近现代相关研究成果予以提示说明，使古籍的整理探索深研，呈现了崭新的面貌。我认为这部丛书不但能让读者系统、全面地传承优秀文化，而且有利于加强对丛书所选名著学验主旨的认识。

　　在我国优秀、靓丽的文化中，岐黄医学的软实力十分强劲。特别是名著中的学术经验，是体现"医道"最关键的文字表述。

　　《礼记·中庸》说："道也者，不可须臾离也。"清代徽州名儒程瑶田说："文存则道存，道存则教存。"这部丛书在很大程度上，使医道和医教获得较为集中的"文存"。丛书的多位编集者在精选名著的基础上，着重"点评"，让读者认识到中医药学是我国优秀传统文化中的瑰宝，有利于读者在系统、全面的传承中，予以创新、发展。

　　清代名医程芝田在《医约》中曾说："百艺之中，惟医最难。"特别是在一万多种古籍中选取精品，有一定难度。但清代造诣精深的名医尤在泾在《医学读书记》中告诫读者说："盖未有不师古而有济于今者，亦未有言之无文而能行之远者。"这套丛书的"师古济今"十分昭著。中国医药科技出版社重视此编的刊行，使读者如获宝璐，今将上述感言以为序。

中国中医科学院

余瀛鳌

2017年8月

目录 | Contents

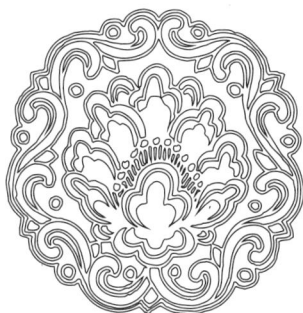

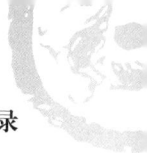

　　《金匮钩玄》是一部代表丹溪学术思想的重要著作，具有较高的临床实用价值。该书忠实记录了朱丹溪治疗内科杂病、妇科、儿科、喉科和外科等疾患的诊治经验，是丹溪"阳常有余，阴常不足""湿热相火"及"气血痰郁"等学说在临床上的具体运用，对后世临床有着重要的指导作用，影响深远。因其内容简明扼要，故书名"钩玄"，而"金匮"二字以示为医家所"珍贵"。

一、成书背景

　　朱丹溪（1282—1358），名震亨，字彦修，号丹溪，浙江义乌县赤岸镇人。朱丹溪是我国金元时期的著名医家之一，与"寒凉派"刘完素（河间）、"攻下派"张从正（子和）、"补土派"李杲（东垣）合称金元四大家。朱氏为金元四大家中最晚出的一家，他继承了河间学说，并吸取了张子和、李东垣之长，然后融进自己的心得，提出了"阳常有余，阴常不足"及"湿热相火"为病的理论，创立滋阴学说，被后世誉称为"滋阴派"的创始人。丹溪学说的建立，对后世医学的发展影响极为深远，在国外也享有盛誉，如日本医学界曾成立丹溪学社，专门研究丹溪学说，足见其对日本汉医影响之深。历史上具名丹溪所撰的医籍较多，但由于年代久远，部分著作如《伤寒论辨》《外科精要发挥》等已散佚无见。即使在现存的署名"丹溪"系列著述中，情况也比较复杂，现公认系丹溪自撰的为《格致余论》

《局方发挥》《本草衍义补遗》，其余大部分著述系由其门人或私淑者整理和编纂，而部分则是托名丹溪的伪作。《金匮钩玄》即系由其门人戴原礼整理和编纂，其内容系戴氏根据其师丹溪先生授课内容，经整理补充而成，其中戴氏补充的内容前均冠有"戴曰""戴云"，除此之外的内容均可作为丹溪原述。此外，本书还是《丹溪心法》的蓝本，而《丹溪心法》又可谓是署名"丹溪"系列著述的蓝本。

戴思恭，字原礼，号肃斋，浙江浦江县马剑（今属诸暨市）人，生于元泰定元年（1324），卒于明永乐三年（1405），是元末明初著名医学家。戴氏幼年习儒，尤嗜读医书。少年时随父至义乌，从学于朱丹溪，丹溪见其颖悟倍常，器重其才，尽以医术授之。当时丹溪弟子众多，惟戴原礼能独得其秘，后世称之为"震亨高弟"。戴氏既得其传，医术日精，享誉江浙一带。明洪武二十五年（1392）入朝为御医，后做太医院史。永乐三年（1405）辞归故里，逾月而卒，终年82岁。据文献记载，戴氏著有《订正丹溪先生金匮钩玄》《秘传证治要诀》《证治要诀类方》《推求师意》等书，而《订正丹溪先生金匮钩玄》即为本书。

《金匮钩玄》成书年月不详，刊于明成化二十一年（1485），清代因避康熙名讳而将"钩玄"改为"钩元"。《薛氏医案》收入本书时改名为《平治荟萃》。后光绪十七年（1891）、民国十三年（1924）等均有翻刻。其他如《古今医统正脉全书》《周氏医学丛书》《四库全书》等均收录本书。

有关该书作者，一直存在争议。该书旧题"门人戴原礼录"（《续金华丛书》），而《明史》、李濂《医史》《四库全书总目提要》都认为，该书出丹溪之手而经戴原礼校订增补而成。由于宋濂《故丹溪先生朱公石表辞》、戴良《丹溪翁传》都未载此书，故清代周学海认为是"戴原礼节抄其师朱丹溪医案中语"，掇集成篇。我们认为，本书系丹溪授徒语言，经戴氏整理增补而成。从本书的内容来看，其论病大旨不出气血、痰郁，与丹溪的学术思想是一致的；从体例来看，每病证下简明地阐述病因病机、方药运用，似属丹溪之语。而文中的"戴曰"，对正文进行提示归纳，往往起到"补注"的作用。至于附余六篇大论，其主旨即是发挥丹溪之学，是为戴原礼所增补。从文辞来看，其言辞简练，类似"语录"，属门人在老师授课或侍诊时随手记录下来，故有许多病证残缺不全。因此，《四库全书总目提要》等谓"元·朱震亨撰，明·戴原礼校补"是正确的。

《金匮钩玄》目前国内所见版本有：明成化二十一年（1485）山阳沈纯刻本、明慎修堂刻本、明万历二十九年（1601）《古今医统正脉全书》本、清光绪十七年（1891）《周氏医学丛书本》本、清光绪庚子（1900）《丹溪全书》本、清光绪二十年甲午（1894）刻本、清文奎堂刻本、清二酉堂刻本、1931 年上海中医书局石印本等。此次点评采用明慎修堂刻本为底本，对个别错、漏、衍、倒等文字，以义胜的版本校之，当页作注，以较好地反映《金匮钩玄》一书的原貌。

二、主要学术思想

1. 提倡审因论治方法

《金匮钩玄》所载的病证基本上都是采用审因论治的方法，除"五疸"中提出"不必分五，皆是湿热"之外，其余都是先进行病因分类，然后再阐述治疗方药。如"呕吐"一证，丹溪对朱奉议、刘河间等其他医家只执一端的方法提出了批评，认为有"痰膈中焦""气逆""寒气郁于胃口""胃中有痰有热"等病因，可谓辨证周详。再如"反胃"，认为病因"大约有四：血虚、气虚、有热、有痰"，故治法"痰用二陈汤为主……有气滞结者，通气之药皆可用也……气虚，四君子汤为主；血虚，四物汤为主"，充分体现了丹溪审因论治的观点。最值得一提的是丹溪根据痰的成因、痰病性质以及痰在人体不同部位而辨治，即湿痰宜燥湿化痰；热痰宜清化热痰；寒痰宜温阳化痰；风痰宜息风化痰，如中风息风祛痰；燥伤肺阴而成痰，宜润燥化痰；食滞不化的食积痰，宜消食化痰；痰阻经络，宜通络化痰；痰热蒙蔽心窍，宜清热涤痰开窍；气郁不畅而成的郁痰，宜理气解郁化痰；痰凝结成核，宜软坚消痰；老痰、顽痰宜攻下劫痰；内伤久病气虚之痰病，宜补气化痰；膈上痰病，痰涎壅盛，体质尚实者，宜涌吐痰涎；脾虚湿盛因而生痰者，宜健脾化痰；痰瘀互结者，通络活血化痰。堪称治痰高手，给后人以深刻启发，为临床提供了借鉴和研究思路。

2. 弘扬"气血痰郁"学说

丹溪对杂病的治疗颇有心得，故有"杂病用丹溪""杂病规朱彦修"之说。他对杂病的治疗主要从"气、血、痰、郁"四个方面着手，并创立了"气血痰郁"学说（又称"四伤"学说）。他认为"气血冲和，万病不生，一有怫郁，诸病生焉"。以此指导临床杂病的治疗，这在本书中得到充分的反映。《金匮钩玄》专立六郁和痰门，并有针对性地处方遣药。据统计，书中所载病证共137门，以痰为病机占59门，以气血虚为病机的有79门，其中应用二陈汤、四物汤加减者更多，说明丹溪以气、血、痰、郁的辨证观。如在"咳嗽"中，丹溪认为气、血、痰、郁在其发生、发展中相互影响，故治疗主张审因论治，对风寒用"行痰开腠理"，火用"降火、清金、化痰"，劳以"补阴为主"，食积用半夏、南星、瓜蒌、萝卜子等，火郁在中"以苦梗开之"，下用"补阴降火"等。此外，丹溪治疗气血痰郁所创制越鞠丸（苍术、香附、川芎、神曲、炒栀子）功能行气解郁，适用于气、血、痰、火、湿、食等郁结而致的胸膈痞闷，或脘腹胀痛，嘈杂吐酸，饮食不化，嗳气呕吐等症，在当今临床上仍广为应用。戴氏在本书补注时也充分发挥了丹溪气血痰郁学说。他说："郁者，结聚而不得发越也。当升者不得升，当降者不得降，当变化者不得变化也。此为传化失常，六郁之病见矣。"明确指出郁证的关键为"传化失常"，即由传化失常而产生六郁之病。如"气郁者，胸胁痛，脉沉涩;湿郁者,周身走痛,或关节痛,遇阴寒则发,脉沉细;痰郁者,动则喘,寸口脉沉滑;热郁者,瞀,小便赤,脉沉数;血郁者,四肢无力,能食,便红,脉沉;食郁者,嗳酸,腹饱不能食,人迎脉平和,气口脉紧盛者是也"。进一步阐发了"六郁"之病的证候。更值得一提的是,戴氏在继承丹溪的基础上,又吸收了李东垣"内伤脾胃,百病由生"的观点,把气血痰郁病证与脾胃的升降功能密切联系起来。他认为丹溪所制越鞠丸作用机制在于升降消导,因此只能用于"病而未深者",治疗气血痰郁病证尚需根据病位的深浅辨证施治,颇具新意,对后世启发较大。

3. 扩大火热证治范畴

丹溪的主要学术思想是创立"阳常有余,阴常不足"及"湿热相火"为病的理论,在《格致余论》《局方发挥》等书中均已阐述,但缺乏临床印证,本书恰好弥补了这一缺陷。丹溪将其"阳常有余,阴常不足"及"湿热相火"为病这一学说思想贯穿其中。如治疗"消渴",他根据消渴相火妄动、津血亏虚的发病机制,将消渴之治法总结为养肺阴、降相火、生津血,明确指出消渴要分"上、中、下"证治疗,其治消渴之专剂,从泻火生津益血立法。方中黄连泻心火,生地黄汁滋肾水,藕汁益胃养阴,天花粉生津止渴,牛乳补血润燥,乃以津血填津血之品。全方体现了救津疗法的运用,对后世温病治疗不无启迪意义。其他如谓"凡气有余便是火。火急甚重者,必缓之,生甘草兼泻兼缓,人参、白术亦可。人壮气实、火盛癫狂者,可用正治,或硝黄冰水饮之。人虚火盛狂者,可用生姜汤与之,若投以冰水正治,立死。有补阴即火自降者,炒黄柏、地黄之类"。"火郁当发,看何经。轻者可降,重则从其性升之。实火可泻,小便降火极速"。故他在论治杂病时每多从火热立论,如嗳气、吞酸、嘈杂等均属"火动",黄疸、痛风等同为"湿热",中风、头痛、头眩等皆是"痰火",凡此种种,不胜枚举,说明火热为患的广泛性和重要性。为此,在本书附录中,戴氏专立篇章来讨论此事。他从其师丹溪"阳常有余，阴常不足"的观点出发，认为"气化火，血易亏"。如说："捍卫冲和不怠之谓气，扰乱妄动变常之谓火。"说明正常的气可以化生万物，变则为火，可以败乱生机，即所谓"火之为病，其害甚大，其变甚速，其势甚彰，其死甚暴"，突出了火的危害性。而"人在气交中，常多动少静，故阳气最易滋长，阴血最易被耗。若阴血既亏，复受阳扰，实为百病变生之所由"。从而提出了"阳易亢、阴易亏"的论点，扩大了治疗火热证的范围。这是在继承丹溪学说的基础上，结合刘河间"五志过极化火"、李东垣"火与元气不两立"等学说，独抒己见所得，多为后世所宗。

4. 创立中风瘀痰学说

有关中风论治，唐宋以前多宗《金匮要略》，认为是风邪外袭，经脉痹阻而致半身不遂，以邪中深浅，病情轻重而分为中经中络、中脏中腑，治疗上多采用疏风祛邪，扶助正气的方药，即所谓"外风学说"。到了金元时期，自刘完素提出"将息失宜而心火暴甚，肾水虚衰而不能制之，则阴虚阳实而热气怫郁，心神昏冒，筋骨不用而卒倒无知也"。李东垣认为中风是因为年老体弱，脾胃气虚，运化失常，积损而成，"故中风者非外来之风，乃本气病也"。但他们虽然以"内风"立论，却未完全摆脱中风"外风"论的羁绊，"犹用风药，佐以泻火之剂，以开郁结，散其风热"。朱丹溪吸取了诸家之长，并结合自己的临床经验，认为中风"大率主血虚有痰，以治痰为先。或虚夹火与湿，亦有死血留滞者，外中于风者，亦有中气者，当从痰治，顺气化痰"。同时还根据半身不遂的情况，选用不同的方药论治，"在左属死血、无血；在右属痰、有热、气虚。病若在左者，四物汤等加桃仁、红花、竹沥、姜汁；在右者，二陈汤、四君子等加竹沥、姜汁"。或化痰，或祛瘀，从而创立中风瘀痰学说，为当今中风从痰瘀论治奠定了基础。

5. 治疗重视辨识体质

丹溪除强调审因论治外，还非常重视体质辨识。书中多见他从体质角度来探讨治疗用药，并首次提出"肥人痰多，瘦人火多"的观点。如"肥白人多湿，少用附子、乌头行经"（中风）；"肥人嘈杂，二陈汤加抚芎，用苍术、白术、炒栀子"（嘈杂）；"肥白人必多痰，以二陈汤去其热"（浊）；"瘦人多是血少，肥人属痰，寻常者多是痰"（怔忡）；"肥人加痰药"（脚气）等。肥胖之人以痰湿体质为主要特征，痰湿是津液运化过程中所产生的病理产物，其停留的部位变动不拘，且停留日久易阻塞难化，气机运行不畅，可导致多种疾病的发生。以不孕证为例，肥胖妇女的痰湿可留伏于胞宫，即本书所谓"痰多占住血海地位，因而下多者，目必渐昏，肥人如此"，常导致不孕的发生。目前临床上对不孕症妇人检查时发现，肥胖妇女常有输卵管不通。近年来国内外女性肥胖率大幅度提高，肥胖能够导致内分泌改变，也是引起多囊卵巢综合征、高雄激素和代谢异常导致不孕的关键因素。有研究表明，肥胖妇女的不孕发生率是非肥胖者的 4 倍以上，主要原因在于排卵障碍，表现为无排卵、排卵延迟或稀发，继而导致不孕。

6. 辩论滞下病因病机

滞下即痢疾，世医均以痢下赤白而分寒热，妄用兜涩燥剂止之。有的认为病机是积滞而用巴硇丸药攻之，还有的认为病机为湿热而用淡渗之剂利之，戴氏认为这是偏误。他根据刘河间在《素问玄机原病式》中反复陈喻"赤白同于一理"的观点，指出："果肠胃积滞不行，法当辛苦寒凉药，推陈致新，荡涤而去，不宜巴硇毒热下之。否则，郁结转甚，而病变危者有之矣。若泻痢不分两证，混言湿热，不利小便，非其治也。夫泄者，水谷湿之象；滞下者，垢瘀之物同于湿热而成。治分两歧，而药亦异。若淡渗之剂，功能散利水道，浊流得快，使泄自止。此有无之形，岂可与滞下混同论治而用导滞行积可乎？其下痢出于大肠传送之道，了不干于肾气。所下有形之物，或如鱼脑，或下如豆汁，或便白脓，或下纯血，或赤或白，或赤白相杂，若此者，岂可与泻混同论治而用淡渗利之可乎?"他认为,滞下的病因病机是"皆由肠胃日受饮食之积,余不尽行,留滞于内,湿蒸热瘀,郁结日深,伏而不作;时逢炎暑大行,相火司令,又调摄失宜,复感酷热之毒,至秋阳气始收,火气下降,蒸发蓄积,而滞下之证作矣。以其积滞之下行,故名之曰滞下"。明确提出滞下的病机是"湿热瘀积",至于泻下有赤白之分,亦是其"干于血分则赤,干于气分则白,赤白兼下,气血俱受邪矣"。因此,在治疗上因"通作湿热治,但分新旧"。时至今日,仍具有临床指导意义。

三、学习要点

1. 触类旁通,互相参证

署名丹溪所撰的医籍较多,本书即是其中之一。因此我们学习《金匮钩玄》时,应将本书与其他丹溪所撰的医籍如《格致余论》《局方发挥》《本草衍义补遗》等联系起来。此外,本书是署名"丹溪心法"系列著述的蓝本,诸如《丹溪心法》《丹溪心法类集》《丹溪纂要》《丹溪心法附余》《丹溪先生治法心要》等,均源于本书。以流传甚广、影响较大的《丹溪心法》为例,《金匮钩玄》收入内科、喉科、外科、妇科、儿科病证共计137种,而《丹溪心法》将其合并成78种,更为合理。如本书中的"寒""伤寒",《丹溪心法》合为"中寒","发斑""疹"合为"斑疹","痢""噤口痢"合为"痢","泄泻""脾泄"合为"泄泻","霍乱""干霍乱"合为"霍乱","头晕""头眩"合为"头眩"等,并订正一些错误,如"消渴泄泻"改为"消渴",这较《金匮钩玄》更为确切。此外,《丹溪心法》还将方剂分为入方(丹溪所订)和附方(其他医家所拟),并对部分没有方名的"又方"重新命名,如"疟"中的"又方",《丹溪心法》作"截疟常山饮"。只有将这些丹溪著作前后结合起来阅读,才能更好地理解和掌握丹溪学说。

2. 知纲识目，拓展思路

如前所述，《金匮钩玄》言辞简练，类似提纲式"语录"，属门人在老师授课或侍诊时随手记录下来，故内容有许多方面的残缺。阅读时要仔细体会，知纲识目，拓展思路，这样才能深刻领会丹溪临证治病的特色。如消渴，原书内容很简单，仅只有"养肺、降火、生血为主，分上、中、下治"数言，并附单验方一首，而未列出病因病机、辨证分型方法及方药，这就需要我们根据所掌握的消渴的临床情况加以分析理解。"分上、中、下治"，说明丹溪提倡分上消、中消、下消进行辨证论治。"养肺、降火、生血为主"，说明丹溪对消渴病因病机的认识是"燥热胜阴"，这与其"阳常有余，阴常不足"及"湿热相火"为病的学术观点是一致的。

3. 留意增补，加深理解

《金匮钩玄》是经戴原礼整理的，故书中标明"戴曰""戴云"者就有48条，有些虽未明显标识者，但仍可在阅读中体味出来。或言病因，或提治法，或列方药，起到"补注"的作用。如泄泻，丹溪分为湿、气虚、火、痰积、食积五类，戴氏则补充："凡泻水、腹不痛者，是湿也；饮食入胃不住，或完谷不化者，是气虚也；腹痛泻水，腹鸣，痛一阵泻一阵，是火也；或泻，时或不泻，或多或少，是痰也；腹痛甚而泻，泻后痛减者，是食积也。"明确其辨证方法，于临床多有帮助。至于书后戴氏所增补的六篇大论，其主旨即是发挥丹溪之学，亦反映了戴氏的重要学术思想。

4. 古为今用，推陈出新

《金匮钩玄》一书虽然篇幅不多，字数较少，但其中所蕴涵的内容精深广博，至今仍具有较高的临床参考价值。尤其是在提倡知识创新的今天，我们更应在继承丹溪学术思想的基础上有所发扬，有所前进。例如治疗消渴，丹溪制方以黄连为君，现代药理研究表明，黄连所含的有效成分小檗碱，有良好的降血糖作用，用人工合成的盐酸小檗碱在临床上治疗糖尿病，取得较好的疗效，其成果2006年在美国

《自然科学》杂志上发表，引起国际医学界的广泛重视。再如治疗喘证，丹溪提出宜"取椒目碾极细末，用一二钱以生姜汤调下，止之"。现代则有报道，用椒目榨油截喘，收效甚捷。因此，学习本书时要注意古为今用，推陈出新，只有这样，才能不断提高中医学术水平。

竹剑平
2019 年 2 月

丹溪先生金匮钩玄卷第一

中风

大率主血虚有痰，以治痰为先。或虚夹火与湿，亦有死血留滞者，外中于风者，亦有中气者，当从痰治，顺气化痰。若口开手撒，眼合遗尿，吐沫直视，喉如鼾睡，肉脱筋痛者，皆不治。

半身不遂，大率多痰。在左属死血、无血①；在右属痰、有热、气虚。病若在左者，四物汤等加桃仁、红花、竹沥、姜汁；在右者，二陈汤、四君子等加竹沥、姜汁。痰壅盛者，口眼㖞斜者，不能言者，皆当吐。

吐法：轻用瓜蒂、虾汁、皂角，重用藜芦半钱或三分，加麝香，灌入鼻内或口内，吐痰出；一吐不已，再吐之。亦有虚而不可吐者。

气虚卒倒，参、芪补之。气虚有痰，浓参汤合竹沥、姜汁。血虚，宜四物汤，俱用姜汁炒，恐泥痰，再加竹沥、姜汁入内服；能食者，去竹沥，加荆沥。又法：以猪牙皂角、白矾等分为末，姜汤调下，名稀涎散。血虚者，四物汤补之。夹痰者，亦用姜汁、竹沥。

《脉诀》内言诸不治证见则不可治，筋枯者不治。举动则筋痛者，是筋枯，以其无血滋润故也。

---

① 无血：《丹溪心法》作"瘀血"，义长。

治痰：气实能食，用荆沥；气虚少食，用竹沥。此二味用开经络，行血气。入四物汤中，必用姜汁助之。

肥白人多湿，少用附子、乌头行经。

初昏倒，急掐人中至醒，然后用去痰药，二陈汤、四物、四君子等汤加减用。

【点评】金元之前历代医家对中风证治的阐述都是从外风立论，如《素问·风论》云："风之伤人也……或为偏枯"。自刘河间提出"五志化火"和李东垣的"正气自虚"等"内风说"后，有关中风的病因病机由外因转向内因。朱丹溪通过多年的临床实践观察，突破陈规，认为东南之地多为湿土，湿易生痰，痰阻脉络，遂致中风。因此，"痰"既是病理产物，又是致病因素，是中风发生、发展及其转归的关键。文中"半身不遂，大率多痰。在左属死血、无血；在右属痰、有热、气虚"，其瘀和痰为中风重要致病因素的观点，是对中风病机研究的重大发现。在治疗上，中风对于病位在左者以行血补血治瘀为主，常用四物汤加减；病位在右者以化痰行气为主，多以二陈汤化裁的诊疗思路，启迪临床运用，效如桴鼓。但治痰要分虚实。形气实者可选用稀涎散、滚痰丸；形气虚者可选用二陈汤、温胆汤、导痰汤、涤痰汤之类。南星、白附、半夏、陈皮、茯苓、天竺黄、贝母、瓜蒌、菖蒲、远志等药，均为治疗中风证属痰湿的常选之品。

六郁

戴云：郁者，结聚而不得发越也。当升者不得升，当降者不得降，当变化者不得变化也。此为传化失常，六郁之病见矣。气郁者，胸胁痛，脉沉涩；湿郁者，周身走痛，或关节痛，遇阴寒则发，脉沉细；痰郁者，动则即喘，寸口脉沉滑；热郁者，瞀^①，小便赤，脉沉数；血郁者，四肢无力，能食，便红，脉沉；食郁者，嗳酸，腹饱不能食，人迎脉平和，气口脉紧盛者是也。

气血中和，万病不生；一有怫郁，诸病生焉。

气郁：香附子、苍术、川芎。

湿：苍术、川芎、白芷。

痰：海石、香附、南星、栝蒌。

热：青黛、香附、苍术、川芎、栀子。

血：桃仁、红花、青黛、川芎、香附。

食：苍术、香附、针沙<small>醋炒</small>、山楂、神曲<small>炒</small>。春加芎，夏加苦参，秋冬加吴茱萸。

越鞠丸　解诸郁。又名芎术丸。

苍术　香附　抚芎　神曲　栀子

等分为末，水丸如绿豆大。

凡郁，皆在中焦，以苍术、抚芎开提其气以升之。假如食在气上，提其气则食自降。余皆仿此。

【点评】郁证是由于情志不舒、气机郁滞所致，以心情抑郁、情绪不宁、胸部满闷、胁肋胀痛、易怒易哭、咽中如有异物梗阻等为主要临床表现的一类疾病。朱丹溪在继《内经》"五郁"之后，首倡"气、湿、热、痰、血、食"六郁之说，并具体详尽地论述

---

①　瞀（mào冒）：头目晕眩。

了六郁病证的病因病机、症状以及治法与方药，颇有独到论治经验，可谓独树一帜。文中所说的"气血中和，万病不生；一有怫郁，诸病生焉"，强调了气、血的郁滞是导致发病的重要因素。因此治疗皆当以顺气为先，郁久则兼以清火，故制越鞠丸统治诸郁证。他的弟子戴思恭在此基础上，进一步阐发六郁的基本病理为气血怫郁："郁者，结聚而不得发越也。当升者不得升，当降者不得降，当变化者不得变化也"。这极大地丰富了丹溪的"六郁"学说，颇具临床应用价值。

癞

大风病，是受得天地间杀物之气，古人谓之疠风者，以其酷烈暴悍可畏耳！人得之者，须分在上、在下。夫在上者，以醉仙散取涎血于齿缝中出；在下者，以通天散取恶物陈虫于谷道中出。取出虽有道路之异，然皆不外乎阳明一经，治此证者，须知此意。看其疙瘩与疮，上先见者、上体多者，在上也；下先见者、下体多者，在下也；上下同得者，在上复在下也。阳明胃经与大肠，无物不受。此风之入人也，气受之则在上多，血受之则在下多，血气俱受之者，上下俱多也。自非医者神手，病者铁心，罕有免此。夫从上、从下以渐而来者，皆可治，人见其病势之缓，多忽之。虽按法施治，病已痊可，若不能忌口、绝色，皆不免再发，发则终于不能救也。余曾治五人，中间唯一妇人不再发，以其贫甚而且寡，无物可吃也，余四人，三四年后皆再发。孙真人云：吾尝治四五十人，终无一人免于死。非真人不能治，盖无一人能守禁忌耳。此妇人本病药外，又服百余帖加减四物汤，半年之上，方得经行，十分安愈。

治法：在上者，醉仙散；在下者，通天再造散。后用通神散，及三棱针于委中出血。但不能忌口、绝房者，不治之也。

醉仙散

胡麻仁　牛蒡子　蔓荆子　枸杞子各半两。为粗末，同炒紫色　白蒺藜　苦参　栝蒌根　防风各半两

上八味为细末，每一两半，入轻粉三钱，拌匀。大人一钱，空心，日午、临睡各一服，淡茶调下。五七日间，必于齿缝中出臭涎水，浑身觉痛，昏闷如醉，利下恶臭屎为度。量大小虚实加减与之。证候重而急者，须以再造散下之，候补养得还，复与此药吃。须断盐、酱、醋、诸般鱼肉、椒料、果子、烧炙等物，止可淡粥及淡煮熟时菜食之，茄尚不可食，惟有乌梢蛇、菜花蛇可以淡酒煮熟食之，以助药力。

再造散

郁金半两，生用　大黄一两，炮　皂角刺一两，黑者、大者　白牵牛头末六钱，半炒半生用之

上为末，五钱，临夜冷酒调下，以净桶伺候泄出虫。如虫口黑色，乃是多年；虫口如赤色，是近者。三数日又进一服，直候无虫，即绝根也。

【点评】大风病，即麻风病，是由麻风杆菌引起的一种慢性传染病，主要侵犯人体的皮肤和周围神经，晚期常致肢体畸形和残废，临床表现为麻木性皮肤损害，神经粗大，甚至肢端残废，严重危害人类健康。运用中药治疗麻风病已有悠久的历史，甘肃武威地区出土的《武威汉代医简》中记载了治疗麻风病的方药"恶病

大风方"。本文详细记载了该病的诊断、治疗及验案，反映了朱丹溪对麻风病的认识和诊疗水平，为后世防治麻风病留下了宝贵的经验。

寒

主乎温散。有卒中天地之寒气，有口伤生冷之物。

戴云： 此伤寒，谓身受肃杀之气，口食冰水、瓜果、冷物之类，病者必脉沉细，手足冷，息微身倦，虽身热亦不渴，倦言语。或遇热病，误用此法，轻者至重，重者至死。凡脉数者，或饮水者，或烦躁动摇者，皆是热病。寒热二证，若水火也，不可得而同治，误即杀人，学人慎之。

伤寒

伤寒，必须身犯寒气、口食寒物者，从补中益气汤中加发散药。属内伤者，十居八九。其法：邪之所凑，其气必虚，只用补中益气汤中，从所见之证出入加减。气虚热甚者，少用附子，以行参、芪之剂。如果气虚者，方可用此法。以上伤寒治法，可用于南方，不宜北。

【点评】寒为阴邪，易伤阳气。如寒邪外束，卫阳受损出现恶寒，发热，无汗，头项强痛，身痛，苔白，脉浮紧。治宜辛温解表。如寒邪伤络或筋骨、关节疼痛较剧，痛有定处，四肢拘急，屈伸不利，得热痛减，遇寒加剧，治宜温经散寒。如寒邪直接伤里，腹痛腹泻，肠鸣，呕吐清水，或战栗身凉，四肢冷，脉伏，治宜温中散寒。如寒邪中里伤阳而出现各脏腑寒象，身寒肢冷，呕吐清水，下利清谷，小便清长，痰涎稀薄等，治宜温补阳气。

暑

戴云：暑，乃夏月炎暑也。盛热之气著人也，有冒、有伤、有中，三者有轻重之分，虚实之辨。或腹痛水泻者，胃与大肠受之；恶心者，胃口有痰饮也。此二者，冒暑也，可用黄连香薷饮。盖黄连退暑热，香薷消蓄水。或身热头疼，躁乱不宁者，或身如针刺者，此为热伤在分肉也，当以解毒汤、白虎汤加柴胡，如气虚者加人参。或咳嗽，发寒热，盗汗出不止，脉数者，热在肺经，用清肺汤、柴胡天水散之类，急治则可，迟则不可治矣。或火乘金也，此为中暑。凡治病须要明白辨别，慎勿浑同施治。春秋间亦或有之，切莫执一，随病处方为妙。

黄连香薷饮，夹痰加半夏，气虚加人参、黄芪，或清暑益气汤加减用之。

【点评】感受暑气有冒暑、伤暑、中暑和暑湿之别。冒暑指一般的伤暑证，感受暑邪之后，邪阻肠胃，出现恶寒发热，心烦口渴，腹痛水泻，小便短赤，恶心呕吐，头重眩晕等症，治宜祛暑化湿、疏表散寒，可用黄连香薷饮或藿香正气散。伤暑又称"感暑"，指夏季伤于暑邪，出现多汗身热，头痛无力，心烦口渴，恶心胸闷，四肢疲乏，小便赤涩等，治宜解表清暑，可用解毒汤、白虎汤加柴胡，气虚可用王氏清暑益气汤。中暑又有阳暑和阴暑之分。阳暑为夏月感受热邪，在临床表现上以发热，汗出，烦渴，便结，溲赤，脉洪等症状为主，可用白虎汤、生脉散。阴暑指夏季因气候炎热而吹风纳凉，或饮冷无度，中气内虚，以致暑热与风寒之邪乘虚侵袭而为病，主要病状有发热恶寒，无汗，身重疼痛，神疲倦怠，舌质淡，苔薄黄，脉弦细等，可用藿香正气散。此外，还有暑湿，即暑热挟湿，临床表现为身热不扬，午后为甚，并有胸闷恶心，食欲不振，四肢困倦，大便溏，尿黄，舌苔黄腻，脉濡，治宜清暑祛湿，可用桂苓甘露散。上述暑证"须要明白辨别，慎勿浑同施治"。

注夏

属阴虚，元气不足。

戴云： 秋初夏末，头痛脚软，食少体热者是也，补中益气汤去柴胡、升麻，加炒黄柏。夹痰止用南星、半夏、陈皮之类，或生脉散出《千金方》。

【点评】注夏指因暑湿之气外侵，困阻脾胃，或暑热耗伤正气，脾失健运所致，以夏季倦怠嗜卧，低热，纳差为主要表现，治宜清暑益气。如耗伤阴津，可加益胃生津之品。

暑风

戴云：暑风者，夏月卒倒，不省人事者是也。有因火者，有因痰者。火，君相二火也；暑，天地二火也。内外合而炎烁，所以卒倒也。痰者，人身之痰饮也。因暑气入而鼓激痰饮，塞碍心之窍道，则手足不知动蹑①而卒倒也。此二者皆可吐。《内经》曰：火郁则发之。夹火、夹痰实者，可用吐法。吐即发散也，量其虚实而吐之。吐醒后，可用清剂调治之。

【**点评**】暑风是暑温病，因热盛而出现昏迷抽搐症状。暑邪每多挟湿或痰湿互阻，如湿盛的，胸闷恶心，大便溏泄；痰湿互阻的，喉间痰鸣，面色垢晦，舌苔厚腻等，治疗除了解暑化痰之外，文中提出还可使用吐法，值得一试，但吐法易伤胃气，故老弱患者宜酌情慎用。

湿

戴云：湿有自外入者，有自内出者，必审其方土之致病源。东南地下，多阴雨地湿，凡受必从外入，多自下起，以重腿脚气者多，治当汗散，久者宜疏通渗泄；西北地高，人多食生冷湿面，或饮酒后，

---

① 蹑(niè 聂)：踩踏。

寒气怫郁，湿不能越，作腹皮胀痛，甚则水鼓胀满，或通身浮肿如泥，按之不起，此皆自内而出也。辨其元气多少而通利其二便，责其根在内也。此方土内外，亦互相有之，但多少不同，须对证施治，不可执一。《本草》：苍术治湿，上下俱可用。

二陈汤加酒芩、羌活、苍术，散风之药，行湿最妙。

【点评】湿为阴邪，具有阻遏气机，损伤阳气，黏滞缠绵，重浊趋下等致病特点。湿证有因外湿侵袭所致的外湿，又有因脾失健运，水液内停所致的内湿。外湿以头重如裹，肢体关节困重，酸痛不移，或见皮肤湿痒，可有恶寒微热等表现。内湿以胸闷脘痞，口腻不渴，纳谷不馨，甚至恶心欲呕，困倦思睡，或见大便稀溏，小便浑浊，妇女可见带下量多，面色晦垢，舌苔滑腻，脉濡缓为表现。治疗原则健脾化湿，可用二陈汤加减。

内伤

内伤病退后，燥渴不解者，有余热在肺家，可用参、芩、甘草、少许姜汁，冷服，或茶匙挑姜汁与之。虚者可用人参汤。世之病此者为多，但有夹痰者，有夹外邪者，有热郁于内而发者，皆以补元气为主，看其所夹之病而兼用药。

【点评】此处内伤是指由饮食不适、过度劳累、忧虑或悲伤等原因引起的病症，与跌打、坠堕等外伤损及肢体内部组织和内脏所致的内伤完全不同。

火

有可发者二：风寒外来者可发，郁者可发。阴虚火动难治。火郁当发，看何经。轻者可降，重则从其性升之。实火可泻，小便降火极速。

凡气有余便是火。火急甚重者，必缓之，生甘草兼泻兼缓，人参、白术亦可。人壮气实、火盛颠狂者，可用正治，或硝黄冰水饮之。人虚火盛狂者，可用生姜汤与之，若投以冰水正治，立死。有补阴即火自降者，炒黄柏、地黄之类。

山栀子仁大能降火，从小便泄去。其性能屈曲下行降火，人所不知。

凡火盛者，不可骤用凉药，必用温散。

又方　**左金丸**　治肝火。

黄连六两　茱萸一两，或半两

水为丸，白汤下五十丸。

【点评】形成火热证的原因有内外两种，内有情志过极而化火，或脏腑气机过旺(即"气有余便是火")，外有外界阳热之邪侵袭，或寒湿等邪气郁久化热。临床以发热、口渴、便秘、尿黄、舌红或绛、苔黄干、脉数有力等为特征，治宜清热泻火、解毒凉血，可用黄连解毒汤、犀角地黄汤、清瘟败毒饮等。文中所谓的"人虚火盛狂"，仿《伤寒论》用通脉四逆加猪胆汁汤治疗阳虚格阴证之法，提出"火盛者不可骤用凉药，必用温散"，故先用辛温之生姜，再予上方，可谓深得仲景之旨。

伤风

戴云：新咳嗽，鼻塞声重者是也。属肺者多，散宜辛温，或辛凉之剂。

【点评】伤风是由风邪侵袭人体引起的外感病，临床以头痛、鼻塞、喷嚏、流涕、咽痒咳嗽等为主要证候特点，治宜辛温或辛凉解表。伤风和感冒的区别是：伤风全身症状较轻，不发热或者低热，会有流鼻涕、打喷嚏。感冒全身症状重，除鼻塞、流涕等呼吸道症状外，还有突然畏寒、急起高热、头痛、全身乏力等。

发斑

属风热。

戴云：斑，有色点而无头粒者是。如有头粒，即疹也。风热夹痰而作，自里而发于外，通圣散消息①，当以微汗而散之。下之，非理也。

内伤斑者，胃气极虚，一身火游行于外所致。宜补以降之。发斑似伤寒者，痰热之病发于外，微汗以散之。下之，非理也。

---

① 消息：斟酌使用。

【点评】发斑亦有阴阳之分。阳证发斑多为热邪所致，属于实热，治宜凉血清火，可用犀角地黄汤、化斑汤、泻心汤、调胃承气汤等。阴证发斑属于虚寒，治宜调中温胃，可用大建中汤之类。此外，值得一提的是，有初热时为风寒所搏而成的瘾疹，似斑非斑，治宜疏解，其瘾自退。若误为真斑而用寒凉，必致水泻不止，元气下陷，不能透表，病至危重。

疹

戴云：疹，浮小有头粒者是。随出即收，收则又出者是也。非若斑之无头粒也，当明辨之。

属热与痰在肺，清肺火降痰，或解散出汗，亦有可下者。

【点评】疹为皮肤上发出之红色小点，形如粟米，抚之碍手，并见发热烦躁，咳嗽烦闷，口渴，舌绛等证。疹与斑的区别是，斑是压之不褪色而摸之不碍手，疹是压之褪色而摸之碍手。《温热经纬·叶香岩外感温热篇》说："疹从血络而出，属经。"多由风热郁肺，内闭营分，从血络外出所致，治宜宣肺达邪，清营透疹。疹色以红活为佳，紫赤者为热盛，紫黑者为毒重。

温病

众人病一般者是也，又谓之天行时疫。有三法：宜补、宜降、宜散。

又方

大黄　黄芩　黄连　人参　桔梗　防风　苍术　滑石　香附　人中黄

上为末，神曲为丸，每服五七十丸。分气、血、痰作汤使：气虚，四君子汤；血虚，四物汤；痰多，二陈汤送下。如热甚者，可用童子小便送下。

大头天行病，东垣有方：

羌活　酒芩　大黄_{酒蒸}

冬温为病，非其时而有其气者。冬时君子当闭藏，而反发泄于外。专用补药带表。

又方　以竹筒两头留节，中作一窍，纳甘草于中，仍以竹木钉闭窍，于大粪缸中浸一月，取出晒干，专治疫毒。

【点评】本节所谓的"温病"，其实是"瘟疫"，指一时流行的传染病。因疠气疫毒从口鼻传入所致，有强烈传染性。证见憎寒壮热，口吐黄涎，甚者痉厥谵狂等，治宜疏利、解秽、清中、攻下等法。文中所出的"又方"，《医学入门》命名为"人中黄丸"，《张氏医通》曾为之作方解："此方专以伊尹三黄，大解湿热疫疠之邪；其奥妙全在人中黄一味，以污秽之味，同气相求，直清中上污秽热毒；合滑石、益元之制，则兼清渗道；用苍术、香附者，宣其六气之郁也；用桔梗者，清其膈上之气也；用防风者，开其肌腠之热也；十味去邪散毒药，不得人参鼓舞其势，无以逞迅扫之力也；用神曲为丸者，取其留中而易化也"，可以参考。

疟

有风、有暑、有食、老疟、疟母、痰病。

老疟病，此系风暑入阴分，在脏，用血药川芎、抚芎、红花、当归，加苍术、白术、白芷、黄柏、甘草，煎，露一宿，次早服之。无汗要有汗，散邪为主，带补；有汗要无汗，正气为主，带散。有疟母者，用丸药消导，醋煮鳖甲为君，三棱、蓬术、香附随证加减。

三日一发者，受病一年；间日一发者，受病半年；一日一发者，受病一月；连二日发者，住一日者，气血俱受病。一日间一日者，补药带表药，后用疟丹截之。在阴分者，用药彻①起，在阳分方可截之。

又方②

草果　知母　槟榔　乌梅　常山　甘草炙　穿山甲炮

用水酒一大碗，煎至半碗，露一宿。临发日前二时温服，如吐则顺之。

截疟青蒿丸

青蒿一两　冬青叶二两　马鞭草二两　官桂二两

上三叶，皆晒干秤，为末，法丸如胡椒子大。每两作四服，于当发前一时服尽。

大法：暑风必当发汗。夏月多在风凉处歇，遂闭其汗而不泄。因食者，从食上治。

---

① 彻：通达。
② 又方：《丹溪心法》《玉机微义》均作"截疟常山饮"。

疟而虚者，须先用参、术一二帖，托住其气，不使下陷，后用他药。治内伤夹外邪者同法，内必主痰，外必以汗解，二陈汤加常山、柴胡、黄芩、草果。

疟而甚者，发寒热，头痛如破，渴而饮水，自汗，可与参、芪、术、芩、连、栀子、川芎、苍术、半夏等治。

久病疟，二陈汤加川芎、苍术、柴胡、葛根、白术，一补一发。

【点评】疟疾是指由感受疟邪引起，以恶寒壮热，发有定时，多发于夏秋季为特征。由于寒热的偏盛、感邪的轻重、正气的盛衰及病程久暂等不同，而有正疟、温疟、寒疟等不同病类的区别。《景岳全书·杂证谟·疟疾》说："治疟当辨寒热，寒胜者即为阴证，热胜者即为阳证。"但总以祛邪截疟为治疗原则，然后根据疟疾证候的不同，分别结合和解表里、清热保津、温阳达邪、清心开窍、化浊开窍、补益气血等治法进行治疗。本文所载的"截疟青蒿丸"，其中青蒿一药，自晋代即被用于治疟，从青蒿中提取的有效成分青蒿素，经现代临床及实验研究证实，对间日疟、恶性疟均有良好疗效，具有速效、低毒的优点，达到国际先进水平。

咳嗽

风寒、火主降火、劳、肺胀、火郁、痰主降痰。

戴云：风寒者，鼻塞声重、恶寒者是也；火者，有声痰少、面赤者是也；劳者，盗汗出，兼痰者，多作寒热；肺胀者，动则喘满，气急息重；痰者，嗽动便有痰声，痰出嗽止。五者大概耳，亦当明其是否也。

风寒：行痰、开腠理，二陈汤加麻黄、杏仁、桔梗。

火：降火、清金、化痰。

劳：四物汤中加竹沥、姜汁，必以补阴为主。

肺胀而嗽者，用诃子、青黛、杏仁。诃子能治肺气，因火伤极，遂成郁遏胀满，取其味酸苦，有收敛降火之功。佐以海蛤粉、香附、栝蒌、青黛、半夏曲。

食积痰作嗽、发热者，半夏、南星为君，栝蒌、萝卜子为臣，青黛、石碱①为使。

火郁嗽者，诃子、海石、栝蒌、青黛、半夏、香附。咳嗽声嘶者，此血虚受热也，用青黛、蛤粉，蜜调服。久嗽，风入肺，用鹅管石、雄黄、郁金、款冬花，碾末，和艾中，以生姜一片，留舌上灸之，以烟入喉中为度。干咳嗽者，难治。此系火郁之证，乃痰郁火邪，在中用苦梗以开之，下用补阴降火。不已则成劳，倒仓好。此证不得志者有之。嗽而胁痛，宜疏肝气，用青皮等方，在后二陈汤内加南星、香附、青黛、姜汁。

治嗽药，大概多用生姜者，以其辛散也。上半日嗽多者，属胃中有火，贝母、石膏能降胃火；午后嗽多者，此属阴虚，必用四物汤加知母、黄柏，先降其火；五更嗽多者，此胃中有食积，至此时候流入肺金，知母、地骨皮降肺火。火气浮于肺者，不宜用凉药，用五味、五倍敛而降之。有痰因火逆上者，先治火，后治其痰也。

---

① 石碱：为从蒿、蓼等草灰中提取之碱汁，和以面粉，经加工而成的固体。具有软坚消积，化痰祛湿之功效。用于积块，食滞不化，噎膈反胃，痈疽瘰疬。

肺虚甚者用参膏，此好色肾虚有之，以生姜、陈皮佐之。大概有痰者，可加痰药治之。治嗽多用粟壳，不必疑，但要先去病根，此乃收后之药也。师云：阴分嗽者，多属阴虚治之也。

久嗽而肺胀、壅遏不得眠者，难治。

治嗽烟筒

佛耳草　款冬花　鹅管石

上为末，用纸卷，烧其烟熏之；或白汤调亦得。

治嗽有痰，天突、肺俞二穴灸。治嗽，泄火热，大泻肺气，三椎骨下横过各一寸半是穴。

嗽：春是春升之气，用清药，二陈加薄、荆之类；夏是火炎上，最重，芩、连；秋是湿热伤肺；冬是风寒外来，用药发散之后，以半夏必逐去痰，庶不再来。

又方　治嗽劫药

五味子半两　五倍子一钱　甘草二钱半　风化硝一钱

为末，以蜜为丸，噙化之。

【点评】丹溪治咳求本，重在审因。他把咳嗽的病因总归为风、寒、火、劳、肺胀五种，并特别重视痰浊在咳嗽发病过程中的重要作用。痰浊本身可犯肺引起咳嗽，也可与外感六淫或内伤七情等病因同见，因此其治疗咳嗽的总则就是化痰理气。如外感风寒咳嗽，"行痰、开腠理"，药用二陈汤加麻黄、杏仁、桔梗。如痰与食滞互结致嗽(食积痰作嗽发热)，用半夏、南星、瓜蒌、莱菔子、青黛、石碱等。如痰浊夹情志不遂，则痰易化火郁于肺中，致肺脏郁遏胀满、难以敛降而干咳不止，称之为"肺胀"，可用诃子、青黛、杏仁，佐以海蛤粉、香附、瓜蒌、青黛、半夏曲。至于阴虚火旺之"劳嗽"的治疗，他主张补阴清金，在四物汤基础上加化痰、清火、降气、益气、清肺诸药。同时，丹溪还继承了《内经》"天人合一"的思想，强调"因时制宜"，按咳嗽发作的时间特点而分别治疗，如"上半日嗽多者，属胃中有火，贝母、石膏能降胃火；午后嗽多者，此属阴虚，必用四物汤加知母、黄柏，先降其火；五更嗽多者，此胃中有食积，至此时候流入肺金，知母、地骨皮降肺火"等，确属匠心独运，启人灵悟，对临床有重要指导意义。值得一提的是，丹溪认为粟壳乃治咳良药，但不能不见咳止咳，必要先去其病根，作为收后药。此外，丹溪还善用烟熏法、灸法等中医特色方法治疗咳嗽。例如治嗽有痰用灸法，咳嗽久远者用烟筒法。说明丹溪对于咳嗽的病因病机、治法方药有比较完整独到的认识，为我们提供了很好的借鉴。

痰

脉浮当吐。

凡治痰，用利药过多，致脾气下虚，则痰反易生多。

湿痰用苍术；老痰，海石、半夏、栝蒌子、香附、五倍子；热痰用青黛、黄连；食积痰，神曲、麦蘖、山楂子。

痰在肠胃间者，可下而愈。痰在经络中者，非吐不可出，吐法中就有发散之义也。膈上之痰，必用吐之，泻亦不能去也。气实痰热，结在上者则吐。吐难得出，或成块，或吐咯不出，气滞兼郁者，此则难治矣。胶固者，必用吐之。

吐法：兼用芽茶、齑水①、姜汁、醋少许，栝蒌散少许，加防风、桔梗，皆升动其气，便吐也。

吐法：用附子尖、桔梗芦、人参芦、瓜蒂、砒 不甚用、藜芦、艾叶、末茶。

上药，此皆自吐，不用手探。但药但汤皆可吐。

吐法：先以布搭膊勒腰，于不通风处行此法。萝卜子半升，擂，和以浆水一碗，滤去柤②，入少油与蜜，旋至半温服，后以鹅翎探吐。凡用鹅翎，须以桐油浸，却以皂角水洗去肥，晒干用之。

又法：用虾带壳半斤，入酱、葱、姜等料物煮汁。先吃虾，后饮汁，以翎勾引吐，必须紧勒肚腹。

二陈汤：一身之痰都能管，如在下加下引药，如在上加上引药。

凡人身上、中、下有块者，多是痰也。问其平日好食何物，吐下后用药。

许学士用苍术治痰饮成窠囊一边，行极效。痰夹瘀血，遂成窠囊。

痰之清者属寒，用二陈汤之类。内伤夹痰，必用人参、黄芪、白术之属，多用姜汁传送，或用半夏之属。虚甚者，宜加竹沥。痰热者多夹风，外证为多。湿者多软，如身倦而重之类。热者清之，食积者必用攻之，兼气虚者，用补气药补之。因火盛逆上者，治火为先，白术、黄芩、石膏之类。中气不足，则加人参、白术。痰之为物，随气升降，无处不到。

脾虚者，清中气，二陈加白术之类，兼用提药。中焦有痰与食积，胃气赖其所养，卒不便虚。若攻之尽，则虚矣。

---

① 齑(jī 机)水：捣碎的姜、蒜或韭菜碎末儿所做的菜水。
② 柤(zhā 渣)：古通"渣"，渣滓。

眩晕、嘈杂，乃火动其痰，用二陈汤加栀子、芩、连类。

噫气吞酸，此系食郁有热，火气上动。以黄芩为君，南星、半夏为臣，橘红佐之。热多者，加青黛。

痰在胁下，非白芥子不能达。痰在皮里膜外者，非姜汁、竹沥不可达。痰在膈间，使人颠狂、健忘，宜用竹沥。风痰亦服竹沥，又能养血。痰在四肢，非竹沥不开。痰结核在咽喉，燥不能出，入化痰药，加软坚咸药。杏仁、海石、桔梗、连翘、栝蒌仁，少佐朴硝，以姜汁、蜜调丸，嚼化之。海粉即海石，热痰能降，湿痰能燥，结痰能软，顽痰能消。可入丸子、末子，不可入煎药。

黄芩治热痰，假以降其热也。竹沥滑痰，非姜汁不能行经络也。枳实泻痰，能冲墙壁。五倍子能治老痰。

小胃丹治膈上痰热、风痰、湿痰、肩膊诸痛，然能损胃气，食积痰实者用之，不宜多。

青礞石丸去湿痰，重在风化硝。

润下丸　降痰最妙。

陈皮半斤，去白，以水化盐半两，拌陈皮令得所煮，候干，炒燥。一方不去白　甘草一两，炙

上为末，蒸饼丸绿豆大，每服三十五丸，温水下。

油炒半夏，大治湿痰，又治喘，止心痛。粥丸，姜汤下三十丸。

痰方

黄芩空心　香附　半夏姜制　贝母

以上治湿痰。加栝蒌仁、青黛作丸子，治热痰。

中和丸　治湿痰气热。

苍术　黄芩　香附　半夏各等分

为末，粥丸。

燥湿痰方 亦治白浊因痰者。

南星一两　半夏一两　蛤粉二两　青黛为衣

上为末，神曲糊丸。

痰嗽方

黄芩一两半，酒浸洗　滑石半两　贝母一两　南星一两　风化硝二钱半
白芥子半两，去壳

上为末，汤浸蒸饼为丸。

导痰汤

半夏四两　南星　橘皮　枳壳　赤茯苓一两　甘草半两

用生姜煎服之。

千缗汤

半夏七枚，泡制，四片破之　皂角一寸二分，去皮，炙　甘草一寸，炙　生
姜如指大

煎服之，治喘。

治痰方

南星　半夏　滑石　轻粉各三钱　巴豆三十粒

上用皂角仁浸浓汁，丸如梧桐子大，每服五十丸。

黄连化痰丸

黄连一两　陈皮五钱　吴茱萸一钱，酒浸　半夏一两五钱

上为末，入桃仁二十四个，研如泥，和匀，神曲糊丸如绿豆大，
每服百丸，姜汤送下。

消痰方

益元散七钱　吴茱萸三钱

治郁痰方

白僵蚕　杏仁　栝蒌　诃子　贝母

【点评】丹溪论治痰证非常有特色，可以说发前人所未发。认为"痰之为物，随气升降，无处不到"，故"凡人身上、中、下有块者，多是痰"，临床表现很复杂。他从痰之成因的角度来阐发治痰的原则："凡治痰，用利药过多，致脾气下虚，则痰反易生多。"即重在运脾燥湿，流畅气机，忌过用渗利之药，恐渗利伤脾，反易生痰也。故他以二陈汤为主，即所谓"一身之痰都能管，如在下加下引药，如在上加上引药"。同时强调审证求因，根据痰的成因、痰病性质以及痰在人体不同部位而辨治。湿痰宜燥湿化痰；热痰宜清化热痰；寒痰宜温阳化痰；风痰宜息风化痰，如中风息风祛痰；燥伤肺阴而成痰宜润燥化痰；食滞不化的食积痰宜消食化痰；痰阻经络宜通络化痰；痰热蒙蔽心窍，宜清热涤痰开窍；气郁不畅而成的郁痰，宜理气解郁化痰；痰凝结成核，宜软坚消痰；老痰、顽痰宜攻下劫痰；内伤久病气虚之痰病宜补气化痰；膈上痰病，痰涎壅盛，体质尚实者，宜涌吐痰涎；脾虚湿盛因而生痰者，宜健脾化痰；痰癖互结者，通络活血化痰。丹溪被后世誉为治痰高手，给后人以深刻启发，为临床治疗疑难病症提供了借鉴和研究思路。

喘

戴云：有痰喘，有气急喘，有胃虚喘，有火炎上喘。痰喘者，凡喘便有痰声；气急喘者，呼吸急促而无痰声；有胃虚喘者，抬肩撷肚①，喘而不休；火炎上喘者，乍进乍退，得食则减，食已则喘。大

---

① 撷(xié 斜)肚：形容喘剧时腹壁肌肉紧张，随之而起伏的动作。

概胃中有实火，膈上有稠痰，得食咽坠下稠痰，喘即止；稍久，食已入胃，反助其火，痰再升上，喘反大作。俗不知此，作胃虚治以燥热之药者，以火济火也。昔叶都督患此，诸医作胃虚治之不愈，后以导水丸利五六次而安矣。

凡久喘，未发以扶正气为要，已发以攻邪为主。

有气虚短气而喘，有痰亦短气而喘。有阴虚，自小腹下火起而上者。

喘急有风痰者，《妇人大全良方》千缗汤。阴虚有痰喘急者，补阴降火，四物汤加枳壳、半夏。气虚者，人参、蜜炙黄柏、麦门冬、地骨皮之类。

大概喘急之病，甚不可用苦药、凉药，火气盛故也，可用导痰汤加千缗汤治之。

诸喘不止者，用劫药一二帖则止之。劫药之后，因痰治痰，因火治火。椒目碾极细末，用一二钱，以生姜汤调下，止之。又法：用萝卜子蒸熟为君，皂角烧灰，等分为末，以生姜汁炼蜜为丸，小桐子大。每服五七十丸，嚼化下之，效。

【点评】喘证的病因复杂，证情错综，并且起病急骤，临床较为难治。丹溪认为喘病应辨虚喘、实喘、邪喘三者，主张"未发以扶正气为要，已发以攻邪为主"。对于喘证急性发作时应当迅速止喘，但"不可用苦药、凉药"。如气实肺盛喘者，以化痰下气为主，治以千缗汤；阴虚夹痰喘急者，宜补阴降火，治以四物汤加半夏、枳壳；气虚而喘者，治以人参、蜜炙黄柏、麦门冬、地骨皮之类。喘定后要以治本为主，以杜绝喘证再发，即"劫药之后，因痰治痰，因火治火"。此外，丹溪还首提"椒目劫喘"之法，即用椒目研细末治之，来提高治疗喘证的效果。

哮

专主于痰，宜吐法。

治哮必用薄滋味，不可纯用凉药，必带表散。

治哮方

用鸡子略敲，壳损膜不损，浸于尿缸内，三四日夜取出，煮熟食之，效。盖鸡子能去风痰。

【点评】丹溪对哮证的治疗提出"专主于痰"，可见祛除伏痰是治疗哮证的大法，同时他还告诫"必用薄滋味，不可纯用凉药，必带表散"，说明哮证的主因为宿痰内伏于肺，诱因多为外邪，尤其气候等的变化，触动伏痰而发本证。至于治哮方用鸡蛋尿浸后服食，对于减少复发率、提高生活质量，长期稳定地控制病情，大有好处，一直流传于民间，成为治疗哮喘的秘方。

痢

身热，后重，腹痛，下血。

戴云：痢虽有赤白二色，终无寒热之分，通作湿热治。但分新旧，更量元气，用药与赤白带同。

身热夹外感，不恶寒，小柴胡汤去人参；恶寒发热为表证，宜微汗和解，苍术、川芎、陈皮、芍药、甘草、生姜，煎服。

后重，积与气郁坠下，兼升兼消。或气行血和，积少，但虚坐努力，此为亡血，倍用归身、尾，却以生芍药、生地黄、桃仁佐之，复以陈皮和之。或下痢而大孔痛者，此因热流于下也，用木香、槟榔、黄芩、黄连_炒、干姜。或痢退减十之七八，积已尽，糟粕未实，当炒芍药、炒白术、炙甘草、陈皮、茯苓汤下固肠丸三十粒。然固肠丸性燥，有去湿实肠之功，恐滞气未尽者，不可遽用此药，只宜单服此汤可也。或痢后糟粕未实，或食稍多，或饥甚方食，腹中作痛者，切勿惊恐。以白术、陈皮各半盏煎服，和之则安。或久痢后，体虚气弱，滑泄不止，又当以诃子、肉豆蔻、白矾、半夏之类，择用以涩之，甚则加牡蛎，然须以陈皮为佐。若大涩，亦能作痛。又甚者，灸天枢、气海。

古方用厚朴为泻凝滞之气，然朴太温而散气，久服大能虚人，滞气稍行即去之，余滞未尽，以炒枳壳、陈皮。然枳壳亦能耗气，比之厚朴少缓，比陈皮亦重，滞退一半当去之，只用陈皮以和诸药。陈皮去白，有补泻之兼才，若为参、术之佐，亦能补也。

凡痢疾腹痛，必以白芍药、甘草为君，当归、白术为佐。恶寒痛者加桂，恶热痛者加黄柏。达者更能参以岁气时令用药，则万举万全，岂在乎执方哉！

诸不治证：下痢纯血者，必死；下痢如尘腐色者，死；下痢如屋漏者，死；下痢如竹筒注者，不可治；下痢如鱼脑者，半生半死。

【点评】有关泄泻与下痢，在丹溪之前常合称为泻痢，或二者混称。丹溪认为泄泻与下痢发病原因及临床表现均有不同，故将泄泻与痢疾在临床表现上明确加以区分，并将其区别主要定在大便是否有脓血，是否有里急后重等症状。可见其对二者的认识较前人已有了很大进步。

噤口痢

胃口热甚故也。

黄连多加人参煮汤，终日呷之，如吐了再吃，开以降之。人不知此，多用温药甘味，此以火济火，以滞益滞，哀哉！

一方：脐中用田螺盦①之，以引下其热。

亦有误服热药、涩药之毒犯胃者，当明审以祛其毒。

痢方 亦作丸。

大黄　黄连　黄芩　黄柏　枳壳　当归　白芍药　滑石　甘草　桃仁　白术 各等分

上为末，神曲糊丸。

孙郎中因饮水过多，腹胀，泻痢带白。苍术、白术、厚朴、茯苓、滑石，上煎，下保和丸。

小儿八岁，下痢纯血，以食积治。苍术、白术、黄芩、白芍、滑石、茯苓、甘草、陈皮、炒曲，上煎，下保和丸。

又下痢发热不止者，属阴虚，用寒凉药，兼升药、热药。

【点评】噤口痢是一种食入即吐的痢疾。丹溪认为，其病因多为疫毒上冲于胃，或"误服热药、涩药之毒犯胃"，胃气逆而不降所致，即所谓"胃口热甚故也"。故治疗应清热解毒（祛其毒）

---

① 盦(ān 安)：覆盖。

为主，选用大黄、黄连、黄芩、黄柏等。如误用"温药甘味，此以火济火，以滞益滞"，病情加重。若损伤胃阴则向阴虚转化，出现"下痢发热不止"；若饮食不进，胃气将败，病属危重，则用人参、黄连治疗。此外，文中的"痢方"，明·万全《保命歌括》在基础上加减，命名为"加味三黄丸"，主治湿热痢、血痢。

泄泻

湿，气虚，火，痰，食积。

戴云：凡泻水、腹不痛者，是湿也；饮食入胃不住，或完谷不化者，是气虚也；腹痛泻水，腹鸣，痛一阵泻一阵，是火也；或泻，时或不泻，或多或少，是痰也；腹痛甚而泻，泻后痛减者，是食积也。

湿，燥湿兼渗泄之，四苓散加苍术、白术，甚者，二术炒；气虚，人参、白术、芍药炒、升麻；火，宜伐火，利小水，黄芩、木通，入四苓散；痰积，宜豁之，海石、青黛、黄芩、神曲、蛤粉，或用吐法；食积，宜消导疏涤之，神曲、大黄。

以上诸药，皆作丸子服之。

凡泄泻水多者，仍用五苓散治之。

世俗类用涩药治痢与泻，若积久而虚者或可行之，而初得之者，恐必变他疾，为祸不小矣。殊不知多因于湿，惟分利小水，最为上策。

止泻方

肉豆蔻五钱　　滑石春、冬一两二钱半，夏二两半，秋二两

又方　　姜曲丸

陈曲_{六两，炒}　陈麦_{亦可}　茴香_{五钱}　生姜_{一两}

上炒白术、炒曲、炒芍药，或丸，或散，或汤，作丸妙。

【点评】丹溪在前人的基础上，对泄泻有了进一步的认识。认为泄泻发病原因主要有湿、火、气虚、痰积、食积，其临床表现也各有所异。如病因为湿，则泻水而腹不痛；为火，则腹痛泻水，腹鸣，痛一阵泻一阵；为痰，或泻，时或不泻，或多或少；为食积，腹痛甚而泻，泻后痛减。因此对泄泻的治疗，也是针对上述病因进行辨证用药，分别立方用药。在治疗上，因于湿，宜燥湿兼渗泄，药用四苓散加苍术、白术(甚者，二术炒)；气虚宜升补，用人参、白术、芍药、升麻。因于火，宜伐火利小水，用黄芩、木通，入四苓散。因于痰，宜豁痰，药用海石、青黛、黄芩、神曲、蛤粉。因于食积，宜消导疏涤，药用神曲、大黄。需要注意的是，丹溪对用涩药治泻的习俗提出批评，认为"积久而虚者或可行之，而初得之者，恐必变他疾，为祸不小矣"。倡导"利小水，最为上策"，即后世所谓"利小便、实大便"之法，值得效法。

脾泄

治一老人，奉养太过，饮食伤脾，常常泄泻，亦是脾泄之疾。白术_{二两，炒}、白芍药_{一两，酒拌炒}、神曲_{一两半，炒}、山楂_{一两半，炒}、半夏_{一两，洗}、黄芩_{五钱，炒}。上为末，荷叶包，饭煨为丸。

治一老人，年七十，面白，脉弦数，独胃脉沉滑。因饮白酒作痢，下血淡脓水后腹痛，小便不利，里急后重。参、术为君，甘草、滑石、槟榔、木香、苍术为佐，下保和丸二十五丸。第二日前证俱减，独小便不利，以益元散服之。

【点评】脾泄是指饮食或寒湿伤脾，引致脾虚泄泻，其特征是大便时溏时泻，迁延反复，完谷不化，饮食减少，食后脘闷不舒，稍进油腻食物则大便次数增多，尿少，面色萎黄，身重胸满，神疲倦怠，舌淡苔白，脉细弱。丹溪认为脾泄的原因是："奉养太过，饮食伤脾"，治宜扶脾理气。本文后一则医案为酒痢，系酒毒蓄积肠胃所致的痢疾。此外，《丹溪心法》中记载的"痛泻要方"，由陈皮、白术、白芍、防风组成，主治脾虚肝旺之泄泻，可以参用。

霍乱

戴云：霍乱者，吐也，有声有物。凡有声无物而躁乱者，谓之干霍乱也。

转筋不住，男子以手挽其阴，女子以手牵其乳近两旁边，此乃《千金》妙法也。

内有所积，外有所感，阳不升，阴不降，乖隔而成矣。切勿以米汤吃之，立死。脉多伏，为绝。

见成吐泻，还用吐，提其气起。

大法：生姜理中汤最好。有可吐者，有可下者。吐用二陈汤加减亦可，或梓树木①煎汤吐亦可。

【点评】霍乱是指以突发性的呕吐、腹泻为主要临床表现的病证。丹溪认为引起霍乱的主要病因是"内有所积，外有所感"。饮食不洁，损伤脾胃，升降失司，浊阴不降而上行则呕吐，清阳不升而下利。故他采用生姜理中汤和解。如起病较急，吐泻剧烈，邪气炽盛，可用吐法"通因通用"，可选二陈汤加减，驱使邪气排出。需要注意的是，丹溪擅用吐法，并在应用中既继承了张子和吐法攻邪的观点，又吸收了李东垣顾护胃气的思想，往往针对病情的轻重而施用不同药物。

干霍乱

此病最难治，死在须臾，升降不通故也。

此系内有物所伤，外有邪气所遏。有用吐法者，则兼发散之义也。

吐提其气，极是良法，世多用盐汤。有用温药解散者，其法解散，不用凉药。

二陈汤加和解散，川芎、防风、苍术、白芷。

【点评】古时霍乱有湿、干之分：呕吐腹泻不止，挥霍无度者，称为湿霍乱；欲吐而不吐，欲泻而不泻，腹中绞痛，烦闷不安，短气而汗出者，为干霍乱，即文中"凡有声无物而躁乱者，

---

① 梓树木：《丹溪心法》作"樟木"，是。

谓之干霍乱也"。湿霍乱患者上吐下泻的同时将所伤之物排出，邪去则病愈，预后较好；干霍乱的吐利症状虽不及湿霍乱，上不得吐，下不得利，体内邪气使正气壅闭，阴阳乖隔，病情更为严重，预后较差，死亡率高，故丹溪谓"此病最难治，死在须臾"。他在汲取前辈治疗干霍乱的经验，将病因归纳为内外两个方面："内有物所伤，外有邪气所遏"。提出"急则治其标"，以吐法祛邪，认为"吐提其气，极是良法"，对后世治疗干霍乱有着重要的指导意义。

呕吐

凡有声有物谓之呕吐，有声无物谓之哕。有痰膈中焦、食不得下者，有气逆者，有寒气郁于胃口者，胃中有痰有热者，然胃中有火与痰而致呕吐者多矣。

朱奉议以半夏、生姜、橘皮为主。孙真人误以哕为咳逆。刘河间谓呕者火气炎上，此特一端耳。

胃中有热，膈上有痰，二陈汤加炒栀子、黄连、生姜。久病呕者，胃虚不纳谷也，以生姜、人参、黄芪、白术、香附。

【点评】丹溪在治疗呕吐时，首先对呕吐与哕进行鉴别，并对呕吐进行了辨证分型，有"痰膈中焦""气逆""寒气郁于胃口""胃中有痰有热"等证，其中将病因求责于痰，可谓辨证周详。治疗以顺气为先，用二陈汤加减。同时他还对朱奉议、刘河间等其他医家只执一端的方法提出了批评。

恶心

有热，有痰，有虚。

戴云：恶心者，无声无物，但心中欲吐不吐，欲呕不呕，虽曰恶心，非心经之病，其病皆在胃口上，宜用生姜，盖能开胃豁痰也。皆用生姜，随证用药。

【点评】丹溪对于恶心辨明病因为"有痰，有热，有虚"，其中因"病皆在胃口上"，故宜用生姜开胃豁痰，即东垣所谓"生姜为呕家之圣药"。

翻胃

即膈噎。膈噎乃翻胃之渐，《发挥》备言。

戴云：翻胃有四：血虚、气虚、有热、有痰。血虚者，脉必数而无力；气虚者，脉必缓而无力；气血俱虚者，则口中多出沫，但见沫大出者，必死。有热者，脉数而有力；有痰者，脉滑数。二者可治。血虚者，四物为主；气虚者，四君子为主。热以解毒为主；痰以二陈为主。

大约有四：血虚、气虚、有热、有痰。兼病必用童便、竹沥、姜汁、牛羊乳。

粪如羊屎者，断不可治，大肠无血故也。

痰用二陈汤为主，寸关脉沉，或伏而大。有气滞结者，通气之药皆可用也，寸关脉沉而涩。气虚，四君子汤为主；血虚，四物汤为主。左手脉无力，切不可用香燥之药，服之必死；宜薄滋味。

马剥儿①烧灰存性，一钱重，好枣肉、平胃散二钱，温酒调服，食即可下，然后随病源调理，神效。

陈皮三斤三两　厚朴三斤二两　甘草三十两　苍术五斤

【点评】丹溪谓："翻胃即膈噎，膈噎乃翻胃之渐"。其实噎膈与翻胃不同，噎膈是噎塞格拒，甚至闭塞不通。轻者食物难下，水饮可入，重则水饮不进，或食入即吐。病位在食管，病情重，预后差。反胃的特点是朝食暮吐，暮食朝吐，完谷不化，为脾胃虚弱所引起，病位在胃，病情较轻，预后较好。至于文中"痰用二陈汤为主……有气滞结者，通气之药皆可用也……气虚，四君子汤为主；血虚，四物汤为主"，充分体现了丹溪严格辨证论治的思想和治法的灵活多样。此外，丹溪还十分重视翻胃的饮食调养，认为"切不可用香燥之药，服之必死；宜薄滋味"，值得注意。

伤食

戴云：恶食者，胸中有物。导痰补脾。

---

①　马剥儿：胡芦科植物王瓜的果实，功能清热生津，化瘀通乳。

二陈汤加白术、山楂、川芎、苍术。

【点评】伤食又名"食伤"，是因饮食不慎，进食过饱，或因脾胃不健，感受风寒，再加饮食失调，使食积胃肠，运化不及所致。以恶心厌食、嗳腐吐馊、脘腹胀痛等为主要表现的胃肠积滞性疾病。丹溪提出用二陈汤加白术、山楂、川芎、苍术治疗，体现出他从痰论治（理气机而化痰）的特色。

痞

食积兼湿。东垣有法有方。

又 痞满方
吴茱萸三两　黄连八两
粥为丸。

软石膏碾末，醋丸如绿豆大，泻胃火、食积、痰。

【点评】痞满是指以胸脘痞塞胀闷不适、按之柔软且压无痛感为主要临床特征的一种病证，多由各种原因引起脾胃气机升降失司所致。丹溪认为痞的病因为"食积兼湿"，故提出治疗应"泻胃火、食积、痰"。文中"痞满方"即左金丸，具有泻肝火、行湿、开痞结之功效。在丹溪的影响下，其弟子戴原礼，推求师意，认为痞满乃是痰气相搏之证，应分虚实论治，实痞宜用疏利，虚痞则不可用疏利之法，主以补中为主，稍加疏通之意，并认为不可多用香剂。虞抟在《医学正传》中法宗丹溪，首先区别痞满与胀满的不同，将痞证的病因归之为误下里虚、食痰积滞、湿热太甚，治倡豁痰理气之法，方附"丹溪活套"，对指导临床思路有很大的意义。

嗳气

胃中有火、有痰。

南星　半夏　软石膏　莎草根

或汤，或丸。

【点评】嗳气是指以气从胃中上逆，出咽喉而发出声音，声长而缓为主要表现的疾病。《内经》无嗳气之名，称其为"噫"。嗳气之病名首见于本书，并提出其病因为"胃中有火、有痰"。嗳气一证有轻重之别，可单独出现，亦可与痞满、胃痛等症并见，治疗宜和降胃气，药用半夏、瓜蒌、厚朴、枳实、橘皮、砂仁等。

吞酸

戴云：湿热在胃口上，饮食入胃，被湿热郁遏，其食不得传化，故作酸也。如谷肉在器，湿热则易酸也。必用茱萸顺其性而折之，反佐茱萸、黄连。

【点评】丹溪治疗吞酸时巧妙地应用了反佐法。吞酸的病机为湿热郁积，若纯用寒凉之药治疗，则有邪热拒药之弊，而用温性的吴茱萸一药，则可避免邪热拒药，而起到相反相成，引寒药入热邪之内以清之的作用。

嘈杂

只是痰因火动。

戴云： 此即俗谓之心嘈也。

栀子、姜炒黄连不可无。栀子、黄芩为君。南星、半夏、橘皮，热多加青黛。

肥人嘈杂，二陈汤加抚芎，用苍术、白术、炒栀子。

【**点评**】嘈杂之证为丹溪所立，是指胃中空虚，似饥非饥，似辣非辣，似痛非痛，胸膈懊憹，莫可名状的一种疾病。认为其病机是"痰因火动"，故治痰为先，栀子、姜炒黄连"不可无"。再用栀子、黄芩为君；南星、半夏、陈皮为佐；热多加青黛。丹溪不仅创立证名，而且对其进行了详细的辨证治疗，使后世有法可依。此外，丹溪还根据不同体质来区分用药，如肥人嘈杂多湿痰所致，宜用二陈汤加抚芎、苍术、白术、炒栀子，开阔了诊治嘈杂的思路。

五疸

不用分五，同是湿热，如盦曲相似。

戴云：五疸者，周身皮肤并眼如栀子水染。因食积黄者，量其虚实，下其食积。其余但利小便为先，小便利白，即黄自退。

轻者，小温中丸；重者，大温中丸。热多者，加黄连；湿多者，茵陈、五苓散加食积药。

【点评】丹溪对黄疸的认识，将其概括为湿热一型，而否定"五疸"之说，其治法也以轻重用药，概括性强，且简略易懂。证之临床，黄疸无论阳虚寒湿，还是阴虚火旺，均需在温阳或养阴的基础上，加用清热利湿之品，如茵陈、金钱草、黄柏等。

消渴泄泻

先用白术、白芍药，炒为末。调服，后却服消渴药。

消渴，养肺、降火、生血为主，分上、中、下治。

黄连末　天花粉末　人乳　生藕汁　生地黄汁

上后二物汁为膏，入上药搜和，佐以姜汁，和蜜汤为膏，徐徐留于舌上，白汤少许送下。

能食，加软石膏。栝蒌根，治消渴神药。

【点评】丹溪把自己的学术思想"阳有余阴不足"用于对消渴的认识中，他根据消渴相火妄动、津血亏虚的发病机理，将消渴之治法总结为养肺阴、降相火、生津血，明确指出消渴要分"上、中、下"证治疗，其治消渴之专剂，从泻火生津益血立法。方中黄连泻心火，生地汁滋肾水，藕汁益胃养阴，天花粉生津止渴，人乳补血润燥，以达生津养血之功效。全方体现了救津疗法的运用，对后世温病治疗不无启迪意义。丹溪还提到天花粉是消渴的神药。现代药理研究表明，天花粉能降血糖，多用于治疗糖尿病，但天花粉所含的蛋白能造成中期引产，孕妇禁用。

水肿

戴云：水肿者，通身皮肤光肿如泡者是也。以健脾渗水、利小便、进饮食、元气实者可下。

此因脾虚不能制水，水渍妄行，当以参、术补。脾气得实，则自能健运，自能升降，运动其枢机，则水自行，非五苓之行水也。宜补中行湿、利小便，切不可下。

二陈汤加白术、人参为主，佐以苍术、炒栀子、黄芩、麦门冬，制肝木。若腹胀，少佐厚朴；气不运，加木香、木通；气若陷下，升麻、柴胡提之。随证加减，必须补中。产后必用大补气血为主，少佐以苍术、茯苓，使水自降。用大剂白术补脾。壅满用半夏、陈皮、香附监之。有热当清肺，麦门冬、黄芩之属。

一方：用山栀子去皮取仁，炒，捶碎，米饮送下。若胃脘热，病在上者，带皮用。

【点评】对于水肿的治疗，历代多遵从《黄帝内经》"开鬼门""洁净府""去宛陈莝"的治疗方法。丹溪总结前人经验，对水肿做了较为详细的阐述。他认为水肿的产生皆因脾虚不能制水，肾虚行水不利，致使水湿泛溢肌肤。因此在治疗上当以参、术健脾为先，脾气实则能健运，以二陈汤加白术、人参为主，佐以苍术、炒栀子、黄芩、麦门冬等药物。之后方可予渗湿、发汗、利小便之法，忌用下法，强调元气实者方可用下法，并强调"随证加减，必须补中"。此外，对水肿的调养如饮食、生活调理及水肿中不良预后都做了详细论述，后世可参考和借鉴。

鼓胀

又名单鼓，其详在《格致》论中。

大补中气，行湿，此乃脾虚之甚。须必远音乐、断厚味，以大剂人参、白术，佐以陈皮、茯苓、苍术之类。有血虚，当以四物汤行血。

脉实兼人壮盛者，或可用攻药，便可收拾，白术为主。厚朴治腹胀，因味辛，以散其气在中焦故也。

【点评】丹溪对鼓胀病有着深入的研究，在《格致余论》一书中立有"鼓胀论"的专篇。在本文中，丹溪受李东垣的影响，将鼓胀的病机定为"脾虚之甚"，明确提出鼓胀病的治疗大法为以健脾为主，兼以养肺益肾，使脾脏健运，恢复阴升阳降、天地相交之泰象，故以"大补中气，行湿"(健脾益气利湿)为主，"以大剂人参、白术，佐以陈皮、茯苓、苍术之类"。丹溪曾治一杨姓患者，其人嗜酒无度，近50岁时患鼓胀病，方用人参、白术为君，当归、川芎、芍药为臣，黄连、陈皮、茯苓、厚朴为佐，少加甘草，组成以健脾为主，活血行气，清热利湿为次的方剂，连服半年余，小便增多而鼓胀愈。可见鼓胀病以补脾为主的治法是正确的。此外，丹溪还提倡鼓胀病须治寓于养，养寓于防，主张"须必远音乐、断厚味"，为后世鼓胀治疗学及护理学所借鉴。

自汗

属气虚、湿热、阳虚。

东垣有法有方，人参、黄芪，少佐桂枝。阳虚，附子亦可用。

扑法

牡蛎 麸皮 藁本 糯米 防风 白芷 麻黄根

为末，周身扑之。

火气上蒸胃中之湿，亦能作汗。凉膈散主之。

痰证亦有汗者。

【点评】自汗是指不因外界环境影响，在头面、颈胸、四肢局部或全身出汗，白天汗出，动则益甚。古有"阴虚盗汗、阳虚自汗"之说，丹溪认为自汗病因有"气虚、湿热、阳虚"三者，此外，还有"痰证"。气虚可用"人参、黄芪，少佐桂枝"，阳虚可在此方基础上加附子，湿热可用凉膈散。至于中药粉剂外用，适合于各种原因引起的自汗。需要指出的是，在《丹溪心法》卷三"自汗门"中，还有一张治疗自汗的名方"玉屏风散"，药由黄芪、白术、防风组成，配伍精练，药简效宏，值得效法。

盗汗

血虚，阴虚。

戴云： 盗汗者，睡则汗自出，觉则无矣，非若自汗而自出也。小儿不须治。

东垣有法有方，当归六黄汤。

盗汗方

白术四两。一两用黄芪同炒，一两用石斛同炒，一两用牡蛎末同炒，一两用麸皮同炒，各微黄色。余药不用，只用白术

上为细末，每服三钱，用粟米汤调下，尽四两，效。

【点评】盗汗乃寐中汗出，醒来自止，相比自汗，盗汗的原因相对单一点，多为阴虚。阴津亏虚，虚火内生，阴津被扰，不能自藏而外泄，故治疗以滋阴泻火为主。由于小儿为纯阳之体，容易盗汗是正常的，故不需治疗。丹溪推崇李东垣治疗盗汗的当归六黄汤。当归六黄汤是治疗盗汗的名方，由当归、黄芩、黄连、黄柏、熟地、生地、黄芪组成，具有清虚热，滋阴泻火，固表止汗之功效。方中当归、生地、熟地能育阴养血，培本以清内热，用为主药；"三黄"泄火除烦、清热坚阴，用为辅药；佐倍量黄芪，益气固表，以止盗汗。东垣自称为"治盗汗之圣药"，《丹溪心法》称此方为"治盗汗之神剂"，已被广泛用于治盗汗。文中盗汗方，以白术健脾补气固表为主药，然后分成四份和其他药同炒，与黄芪同炒加强补气固表止汗的作用，与石斛同炒加强滋阴

的作用，与牡蛎同炒增加滋阴潜阳止汗的作用。全方功能健脾补气固表止汗，兼有滋阴、潜阳的作用，适用于气虚表虚不固兼有阴虚阳浮的盗汗。

呃逆

有痰、气虚、阴火，视其有余、不足治之。

戴云：呃逆者，因痰与热，胃火者极多。

不足者，人参白术汤下大补丸。

有余并痰者，吐之，人参芦之属。

【**点评**】呃逆是指胃气上逆动膈，气逆上冲，喉间呃呃连声，声短而频，不能自止为主要表现的病证，西医学称之为"膈肌痉挛"。丹溪认为其病因"有痰、气虚、阴火"，当"视其有余、不足治之"。气虚者用人参白术汤下大补丸，有痰者用人参芦吐之，对其中的阴火（胃火）者，本书未出其方，但《丹溪心法》却用左金丸为治，该方由黄连、吴茱萸组成，方中黄连清化肝火，使肝火得清而不横逆犯胃；又善清胃火，胃火清则气自和。吴茱萸则辛散解郁，疏泄肝经郁气，使肝气条达，郁结得开；此外反佐以制黄连之苦寒，使泻火而无凉遏之弊。二者辛开苦降，肝胃同治，泻火而不遏，温通而不助热，相反相成，肝火得清，胃气和降，不仅治疗呃逆，而且对呕吐吞酸、胁痛口苦等肝火犯胃证也有非常好的疗效，现代常用于食管炎、胃炎、消化性溃疡等证属肝火犯胃者。

头风

有痰者多。

左：属风，荆芥、薄荷；属血虚，川芎、当归、芍药。

右：属痰，苍术、半夏；属热，黄芩。

嗒药有用荜茇、猪胆。

【点评】头风是一种以慢性阵发性头痛为主要临床表现的疾病，该病病程较长、缠绵难愈、易于复发。此病在古代医著中常与头痛并列，相当于西医学的紧张性头痛、偏头痛、丛集性头风病等原发性头痛。丹溪以偏左属风、血虚，偏右属痰、热论治，过于呆板，当依据辨证治疗。肝阳上亢用天麻钩藤饮，风痰上扰用半夏白术天麻汤，瘀阻脑络用通窍活血汤，气血亏虚用补中益气汤等，方有效验。

头痛

多主于痰，痛甚者火多。亦有可吐者，亦有可下者。

清空膏治诸般头痛，除血虚头痛不治。血虚头痛，自鱼尾上攻。头痛，必用川芎当归汤。

古方有追涎药，出《东垣试效》：

羌活　防风　黄连各炒一两　柴胡七钱　川芎二钱　甘草一两半，炙

黄芩三两，刮去黄色，锉碎一半，酒炒一半

上为末，每服二钱匕，热盏内入茶少许，汤调如膏，抹在口内，少用汤送下，临卧服之。

【点评】丹溪提出头痛"多主于痰"，历代医家多宗此说，如已故名医岳美中在《论医集》"论痰饮"中亦肯定痰可致"偏正头痛"。头痛因血瘀所致亦较为多见，瘀和痰一样，既是病理产物，也是致病因素，故丹溪又谓"头痛，必用川芎当归汤"。此外，由于痰和瘀在生理上津血同源，相互滋生，从而决定了病理上因痰致瘀的相互交结的格局。痰瘀互为因果，气血相辅相成，痰瘀既成，气血必病，气病碍血，血凝阻气，致使痰瘀胶结之势越甚，多见头痛反复发作，兼有舌质紫暗有瘀斑，脉涩等，证之于临床，凡多年难愈之顽固性头痛，均可以痰瘀论治，则常可收事半功倍之效。

头眩

痰夹气虚、火，治痰为主，夹补气药并降火药。属痰，无痰则不能作眩；属火，痰因火动。又有湿痰者、有火多者。

左手脉数，热多；脉涩，有死血。右手脉实，痰积；脉大，必是久病。

眩晕

火动其痰。

二陈汤加黄芩、苍术、羌活，散风行湿，或用防风行湿之剂可也。

昔有一老妇，患赤白带一年半，是头眩，坐立不久，睡之则安。专用治赤白带，除之，其眩自安矣。

【点评】丹溪有"无痰不作眩"之说，故注重"治痰为主，夹补气药并降火药"，因"痰"而成眩晕，又可因气、郁、瘀、湿、热相关因素，均可与痰相结而成眩晕，如痰浊中阻证、气郁痰阻、痰郁化热证、肝风挟痰证、痰瘀互阻证等，临床中往往同时存在，相互转化，故在治疗与"痰"有关之眩晕时需审症求因，辨证论治，不可单纯祛痰而止眩晕。此外，丹溪的私塾弟子虞抟在《医学正传》中明言"眩运者，中风之渐也"，首次明确揭示眩晕与中风之间有一定的内在联系，对后世中风先兆研究及眩晕预后研究具有深刻的指导意义。

眉棱痛

风热、痰，作风痰治，类痛风。

白术，酒黄芩末，茶调服。

又方　川乌头、草乌二味为君，童便浸洗，炒去毒，细辛、黄芩、羌活、甘草佐之。

【点评】眉棱痛是因经气不通致眉棱骨部或兼眼眶深部胀痛的眼病，多因风热之邪外袭，循太阳经脉上扰目窍，或风痰上犯，阻滞目窍脉道，清阳不能升运于目而发。故治疗宜祛风化痰通络。

耳聋

少阳、厥阴热多，皆属于热，耳鸣者是。

戴云：亦有气闭者，盖亦是热。气闭者，耳不鸣也。

蓖麻子四十九粒　枣肉十个

上入人乳，捣成膏子，石头上略晒干，便丸如桐子大，以绵裹塞于耳中。

又方　用鼠胆入耳中，尤好，仍开痰、散风热。

大病后，须用四物汤降火。

有阴虚火动耳聋者，亦如上法。

【点评】耳部为手足少阳经脉之循行部位，耳病多责之少阳邪实。丹溪认为少阳厥阴患病而耳聋是血热，治疗应"开痰、散风热"，丹溪未出方，临床上可选小柴胡汤去人参，加山栀与僵蚕、丹皮、牛蒡子等。此外，还有阴火动而耳聋，大病后耳聋，都可用四物汤降火。《丹溪心法附余》中"复聪汤"也可使用。

丹溪先生金匮钩玄卷第二

心痛

即胃脘痛。

心痛，虽日数多，不吃饮食，不死。若痛方止便吃，还痛，必须三五服药后，方可吃物。

大凡心膈之痛，须分新久。若明知身受寒气，口食寒物而病，于初得之时，当以温散或温利之药。若曰病得之稍久，则成郁矣。郁则蒸热，热则久必生火，《原病式》中备言之矣。若欲行温散，宁无助火添病耶？由是古方中多以山栀为热药之向导，则邪伏而病易退，正易复而病易安。虽然，病安之后，若纵恣口味，不改前非，病复作时，必难治之也。

山栀，炒，去皮，每十五个浓煎汤一呷，入生姜汁令辣，再煎小沸服。或入芎一钱，尤妙。山栀大者，用七个或九个。大概胃口有热而作痛，非山栀子不可，佐以姜汁，或半夏、橘红各五，黄芩三，甘草一。

用二陈汤加苍、芎，倍加炒栀。痛甚者，加炒干姜从之，反治之法。心痛轻者散之，麻黄、桂枝；重者，加石碱、川芎、苍术。栀子必炒去皮用，作丸服之。

凡治病必须先问平日起居如何，假如心痛有因平日喜食热物，以致血流于胃口作痛，用桃仁承气汤下之，切记！轻者用韭汁、桔梗，能开提气血，药中兼用之。

以物拄按痛则止者，夹虚也，以二陈汤加炒干姜和之。有虫痛者，面上白斑，唇红，能食，属虫，治苦楝根、锡灰之类。脉坚实、不大便者，下之。

痛甚者，脉必伏，多用温药，不用参、术，可用附子。

诸痛不可用补气药。

客寒犯胃，草豆蔻丸用之。热亦可用，止用一二服。

草豆蔻一钱四分，面裹烧热去皮　吴茱萸汤泡洗，去梗，焙干　益智仁　白僵蚕　橘皮　人参　黄芪以上各八分　生甘草　归身　炙甘草　桂皮各六分　曲末　姜黄各四分　桃仁七个，去皮　半夏一钱，洗　麦蘖一钱半，炒黄　泽泻一钱，小便多减半用之　柴胡四分，详膈下痛多为用之

上一十八味，除桃仁另研如泥外，余极细末，同桃仁研匀，用汤泡蒸饼为丸，如桐子大，每服三十丸，食远，用热白汤送下，旋斟酌多少用之。

又方

用黄荆子炒焦为末，米饮调服，亦治白带。

又方

脾痛用海蛤粉，佐以香附末，用川芎、山栀、生姜煎辣汤，调服为佳。

又方

单用牡粉，酒调下一二钱。气实不可用。

【点评】丹溪不仅明确指出，前人所谓心痛就是胃脘痛，而且

还详论胃痛之证治。丹溪认为胃痛的病因，多为饮食不节或寒邪乘虚而入所致(身受寒气，口食寒物)，或"平日喜食热物，以致血流于胃口作痛"。特别需要指出的是，丹溪对胃痛病机最有贡献的论述是胃痛并非只有寒邪引起，亦有属热之病机，即病久成郁，郁而生热，提出"胃口有热而作痛，非山栀子不可"。诚如《实用中医内科学》指明："胃痛亦有属热之说，至朱丹溪而畅明"。故他将胃痛分作寒、热、气、湿、痰积、死血、虚、虫等类进行辨治，并告诫"诸痛不可补气"，若病久郁而生热，不可行温散、温利，否则助火添病。

腰 痛

湿热，肾虚，瘀血。

湿热腰痛者，遇天阴或坐久而发者是；肾虚者，疼之不已者是也；瘀血者，日轻夜重者是也。

脉大者肾虚，用杜仲、龟版、黄柏、知母、枸杞、五味之类，用猪脊髓丸；脉涩者瘀血，用补阴丸中加桃仁、红花；湿热者，用苍术、杜仲、黄柏、川芎；痰者，用南星。

凡诸痛皆属火，寒凉药不可峻用，必用温散之药。

诸痛不可用人参，盖人参补气，气旺不通而痛愈甚矣。

脐下忽大痛者，人中如黑色者，多死；难治也。人面上忽有红点者，多死。

【点评】腰痛是指腰部感受外邪，或因外伤，或由肾虚引起的以腰部一侧或两侧疼痛为主要症状的一类病证。丹溪认为其病因为"湿热，肾虚，瘀血"。凡外感之邪客于腰之经络，闭阻气血，郁久或亦化热，湿热壅滞，运行不畅；或房室不节，肾精亏虚，真阴不足，腰府失养、温煦；或闪挫坠堕等意外所伤，跌仆挫扭，伤在筋骨，血脉凝滞而致。治疗也按此辨证论治，并告诫不可用人参，否则气旺不通而痛愈甚。对于"诸痛皆属火，寒凉药不可峻用，必用温散之药"句，看似有矛盾，属火则应寒凉清泻，为何反用温散？因为痛证之火产生的原因在于气血的郁滞不通，而寒主凝涩，只要用温热药宣通气血，腰痛自然而愈。此外，丹溪还提出了腰痛的预后不好的情况，要言不烦，条理清楚。有关丹溪提出了"诸痛不可补气"的观点，后世多以此警示为准则，不敢妄用补法。其实此说也存在片面性，不可一概而论。邪实气滞而痛者不可补气，而属虚证必须运用补法。《景岳全书·杂病谟·心腹痛》说："丹溪曰诸痛不可补气，此惟邪实气滞者当避之，而曰诸痛皆然则谬矣，不可执以为辞也。"

胁痛

肝火盛，木气实，有死血，肝急，有痰流注。

木气实：川芎、苍术、青皮、当归、龙荟丸 泻火要药。

死血：桃仁、红花、川芎。

痰流注：二陈汤加南星、苍术、川芎。

肝苦急：急食辛以散之，用抚芎、苍术。血病，入血药中行血。

胁痛甚者，用姜汁下龙荟丸，肝火盛故也。

咳嗽胁痛，二陈汤加南星、炒香附、青皮、青黛、姜汁。

【点评】丹溪博采众长，论述胁痛的病因病机为"肝火盛，木气实，有死血，肝急，有痰流注"，同时一改以前治疗胁痛概用香燥温通之品的陋习，提倡辨证论治，并以川芎行气作为重点用药，见解独到，对后世影响至深。

腹痛

有寒、积热、死血、食积、湿痰。

戴云：寒痛者，绵绵痛而无增减者是；时痛时止者，是热也；死血痛者，每痛有处、不行移者是也；食积者，甚欲大便，利后痛减者是；湿痰者，凡痛必小便不利。

脉弦强者，食；脉滑者，痰。

湿痰多作腹痛，用苔芎、苍术、香附、白芷，生姜汁入汤服。腹中水鸣，乃火击动其水也，二陈汤加黄芩、黄连、栀子。

凡心腹痛，必用温散，此是郁结不散，阻气不运，故病在下者多属食，宜温散之。

一老人腹痛，年高不禁下者，用川芎、苍术、香附、白芷、干姜、茯苓、滑石。

【点评】丹溪所论腹痛的原因主要包括外感和内伤两个方面，外感是暑热、寒湿之邪；内伤是酒食而致积热、食积、湿痰、瘀血，最终必引起气血失调，气滞则腹气不通，血瘀则经脉滞塞，故不通则痛。他重视辨证论治，血运瘀积，并从气机郁滞的角度来强调治疗时必须用温散的方法。其弟子戴原礼则提出要抓住证候表现的特点，以便从复杂的临床表现中分清证候类别。如寒证所致腹痛，其痛绵绵无增减；热证腹痛，时痛时止；瘀血所致脘腹痛，痛处固定不移；食积所致者，痛时欲大便，便后腹痛减轻，脉弦强劲有力；湿痰腹痛，一定伴有小便不利，对临床颇有参考价值。

痛风

四肢百节走痛：风热，风湿，血虚，有痰。

大法主方：

苍术　南星　川芎　白芷　当归　酒黄芩

在上者加羌活、桂枝、桔梗、威灵仙；在下者加牛膝、防己、木通、黄柏。血虚者，多用川芎、当归，佐以桃仁、红花。

薄桂治痛风。无味而薄者，独此能横行手臂，领南星、苍术等治之。

上中下痛风方

威灵仙三钱　南星一两　苍芎二两　桃仁五钱　白芷五钱　桂枝三钱防己半钱　苍术二两　黄柏二两，酒浸炒　红花一钱半　羌活三钱　神曲一两，炒草龙胆五分

张子元气血虚、有痰浊、阴火痛风：

人参一两　白术二两　黄柏二两，炒黑色　山药一两　海石一两　锁阳五钱　干姜五钱，烧灰　南星一两　败龟板二两，酒炙　熟地黄二两

粥为丸。

治臂痛：

半夏一钱　陈皮五分　茯苓五分　苍术一钱半　酒芩一钱　威灵仙三分

白术一钱　甘草少许，炒　南星一钱　香附一钱

【点评】丹溪在《格致余论》专论痛风，认为其病因病机为血热当风遇湿受寒，湿浊凝滞阻于经脉，治疗应用辛热之剂。在本书中论述痛风的病因病机为"风热，风湿，血虚，有痰"，治疗在于燥湿化痰，和中利气，活血通络，并由此创立的完整的理法方药，极大地丰富了痛风病的治疗，和前者比较，显然更为详细。尤其是丹溪创制的"上中下痛风方"，治疗痛风有独到之处，在目前临床实践中应用广泛，深受医务人员以及患者的认同与青睐。现代临床研究表明，丹溪痛风方适当加减能降低血尿酸，缓解关节肿痛，复发时限延长，且相对安全。实验研究表明，丹溪痛风方能够降低痛风发病时的相关炎性指标及血尿酸指标。药理研究表明，丹溪痛风胶囊可显著降低急性痛风性关节炎大鼠的 IL-12 的含量及 COX-2 蛋白表达；并能够抑制急性痛风性关节炎大鼠受累关节滑膜 VCAM-1 蛋白的表达，且能够抑制急性痛风性关节炎大鼠炎性组织中 PGE_2 含量；并可显著减少家兔急性痛风性关节炎模型关节液中白细胞浸润及兔关节液中 IL-1B、IL-8、TNF、PGE_2 的水平；通过抑制炎症细胞的趋化、激活以及抑制炎症因子和细胞因子的合成、释放，从而明显地改善 MSu 所诱导的兔痛风性关节炎的病理性损伤。

劳瘵

其主在乎阴虚，痰与血病。

青蒿<small>一斗五升</small>　童便<small>三斗</small>

文武火熬，约童便减二斗，去蒿，熬至一斗，入猪胆汁七个，再熬数沸，甘草末收之。

虚劳身瘦属火，因火烧烁。

劳病，四物汤加人尿、姜汁。

【点评】劳瘵又作"痨瘵"，是由于痨虫侵袭肺叶而引起的一种具有传染性的慢性虚弱疾患，或称肺痨、尸注、转注、劳注、劳疰、虫疰等，以咳嗽、咯血、潮热盗汗及胸痛、身体逐渐消瘦为主要临床特征，与西医学之肺结核病类似。丹溪之前大多采用参、术等温补之品治疗，丹溪为救时弊，倡导滋阴，"主乎阴虚"，以《鸡峰普济方》青蒿煎为治，其中青蒿功能清虚热、除骨蒸。现代药理研究表明，青蒿有较强的抑菌和抗疟作用。

咳血

痰盛、身热，多是血虚。

戴云：咳血者，嗽出痰内有血者是；呕血者，呕全血者是；咯血者，每咯出血，皆是血疙瘩；衄血者，鼻中出血也；溺血，小便出血也；下血者，大便出血也。虽有名色分六，俱是热证，但有虚实、新旧之不同。或妄言为寒者，误也。

青黛　诃子　山栀　海石　栝蒌仁

上为末，姜汁蜜调，噙化。嗽甚者，加杏仁。后以八物汤加减调理。

身热多是血虚，四物汤加减。

【点评】咳血是指血由肺或气管外溢，经口咳出的一种症状，亦称嗽血或咯血。表现为痰中带血，或痰血相兼，或纯血鲜红，夹有泡沫，可见于多种疾病，许多杂病及温热病都会引起咳血。丹溪认为咳血的病因病机是痰盛、血虚，其治疗咳血的药物（青黛、诃子、山栀、海石、瓜蒌仁），《丹溪心法》命名为咳血方，针对的是实火中肝火犯肺（木火刑金）所致的咳血证，其配伍特点是寓止血于泻火之中。方中青黛泻肝经实火而凉血，栀子泻火除烦、凉血止血，两药合用，专力泻火，正本清源，故为君药；瓜蒌仁既清热化痰，又可润肠通便，使热去痰清，肺气肃降，则咳痰即减；海浮石清金止嗽、化痰散结，长于治肺热胶痰，两者可使痰热得清，嗽止肺宁而为臣药。诃子既能敛肺止咳，又能下气降火，是为佐药。诸药合用，共奏清肝宁肺，化痰止血之效。汪昂评说该方"不用治血之药者，火退则血自止也"。现代临床中以咳血方治疗支气管扩张咳血常有显著效果，而且对于支扩咳大量黄痰，控制发作，改善全身状况有明显效果。值得一提的是，戴原礼在文中提出的咳血与吐血的鉴别，两者均是血液经口而出，但所出之血的来源不同。咳血是血由肺来，经气管咳嗽而出，血色多鲜红，常混有痰液，一般没有大便潜血的症状。吐血则是血自胃来，经呕吐而出，色多紫暗，常夹有食物，大便多呈黑色。

呕血

火载血上，错经妄行。

脉大、发热、喉中痛者，是气虚，用人参、黄芪_{蜜炙}、黄柏、荆芥，并当归、生地黄用之。

呕血，用韭汁、童便、姜汁磨郁金同饮之，其血自清。

火载血上，错经妄行，四物汤加炒栀子、童便、姜汁。山茶花、童便、姜汁，酒调。郁金末治吐血。入姜汁、童便。

痰带血丝出者，童便、姜汁、竹沥。

又方　用韭汁、童便二物相合，用郁金细研，入在二物之内同饮，其血自消。

又方　治衄血以郁金，如无郁金，以茶、姜汁、童便和好酒调服，即止之。

【点评】呕血是指血液由胃中经呕吐而出，血色红或紫暗，常夹有食物残渣，亦称为吐血。自刘完素开创了从火热角度辨治吐血之后，丹溪宗其说，治吐血多从火立论。"火载血上，错经妄行。"治血以治火为先，尤其对邪火亢盛而阴精不足之证，喜用降火之剂，反对滥用辛燥，足证其深得罗知悌所授之河间心法。此外，《续名医类案》介绍"朱丹溪治一男子，家贫而多劳，十一月得寒病，时吐三两口血，六脉紧涩……遂以小建中汤去白芍加桔梗、陈皮、半夏，四帖而安"。说明丹溪强调阴液之生成的关键在于脾胃饮食，故应重视健中养阴。案中以小建中汤加减调胃和中，使阴血生成有源，可达到"升补阴血"之目的。

咯血

姜汁、童便、青黛入血药中用之，加四物汤、地黄膏、牛膝膏之类。

【点评】咯血是指喉部以下的呼吸器官(即气管、支气管或肺组织)出血，并经咳嗽动作从口腔排出的过程。丹溪治疗咯血强调从本论治，以四物汤、地黄膏、牛膝膏为主，具体内容可参见"咳血"。

衄血

凉血行血为主，犀角地黄汤入郁金同用。
经血逆行，或血腥，或唾血、吐血，用韭叶汁，立效。

【点评】衄血是非外伤所致的某些部位的外部出血证，包括眼衄、耳衄、鼻衄、齿衄、舌衄、肌衄等，以鼻衄(见鼻出血)为多见。丹溪提出当"凉血行血为主"，是治疗因肺胃热盛，迫血妄行所致的实热衄血。因郁热在里所致的衄血证，可用犀角地黄汤加减。

溺血

属热。

山栀子炒，水煎服；或用小蓟、琥珀。

有血虚者，四物汤加牛膝膏。

【点评】丹溪认为，溺血病机属热，故以清热凉血法治疗，药用栀子、小蓟、琥珀等，对血虚用四物汤加牛膝膏清降引血热下行。

下血

不可纯用寒凉药，必于寒凉药中用辛味并温，如酒浸炒凉药、酒煮黄连之类。有热，四物汤加炒栀子、升麻、秦艽、阿胶珠。下血属虚，当归散、四物汤加炮干姜、升麻。

又方　用白芷五倍子丸。

凡用血药，不可单行单止。

有风邪下陷，宜升提之。盖风伤肝、肝生血故也。有湿伤血，宜行湿消热可也。

《内经》谓身热即死，寒则生。此亦是大概言之，必兼证详之则可。今岂无身热生、寒而死者？

脉沉小流连或微者，易治；脉浮大洪数者，难愈。宜滑不宜弦。

仲景治痢，可温者五法，可清者十法。或解表，或利小便，或待其自已，区分易治、难治极密，但与泻同，立法不分，学人当辨之。

大孔痛，一曰温之，一曰清之。久病身冷、自汗、脉沉小者，宜温；暴病身热、脉浮洪者，宜清。

有可吐者，有可下者，有可汗者。

初得时，原气未虚，必推荡之，此通因通用之法，稍久气虚则不可。

先水泄，后脓血，此脾传肾，贼邪难愈；先脓血，后水泄，此肾传脾，微邪易愈。

如豆汁者，湿也。盖脾胃为水谷之海，无物不受，常兼四脏。故如五色之相杂，当先通利，此迎而夺之之义。如虚者，亦宜审之。

因热而作，不可用巴豆等药。如伤冷物者，或可用，亦宜谨之。

又有时疫作痢，一方一家之内，上下传染相似，却宜明运气之胜复以治之。

肠风

独在胃与大肠出。

黄芩　秦艽　槐角　升麻　青黛

【点评】肠风与下血相同，指因风热客于肠胃或湿热蕴积肠胃，久而损伤阴络，致大便时出血，故常常同名"肠风便血"。丹溪从阴虚火旺论治肠风便血，所用方剂多用滋阴降火，后世唐容川《血证论》"治血四法"的形成就受其影响。特别是他提出的升阴散火法，即在滋阴清热的同时兼以升提阴液、发散邪火的一种治法，适用于阴虚而火炽于上，火扰阴液，阴液流于下之证，常用防风、羌活、升麻、柴胡等风药，配黄芩、黄连、黄柏、知母、当归和黄芪等凉血补血之品。既可起升阴液上济心火之效，又可借风药升散，使火邪有出路而无辛散伤阴助火之弊，后人在此基础上形成了"下血必升举"的治疗血证的大法。

梦遗

专主热、脱精。

戴云： 因梦交而出精者，谓之梦遗；不因梦而自泄精者，谓之精滑。皆相火所动，久则有虚而无寒者也。

带下与梦遗同法治。

青黛　海石　黄柏　即椿树根丸。

内伤气血，不能固守，当补以八物汤加减，吞椿树根丸。思想成病，其病在心，安神带补，热则流通。

知母　黄柏　蛤粉

精滑

专主湿热。

戴云： 滑者，小便精滑下也。俱是膀胱湿热，虽有赤白之异，终无寒热之别。河间云：天气热则水浑浊，寒则澄澈清冷。由此观之，浊之为病，湿热明矣。

黄柏　知母　牡蛎　蛤粉

又方

良姜三钱　芍药二钱　黄柏二钱，烧灰存性　樗树①皮白皮，一两半

上为末，糊为丸。每服三十丸。

【点评】遗精、滑精都是男性精液流出的异常现象，但两者还是有所差异的。遗精是指不因性交而精液自行泄出的病证，因发生在睡眠过程中，有梦时遗精，醒后方知，故又名"梦遗"。滑精又称"精滑"，指夜间无梦而遗，甚至清醒时精液自动滑出的病证。因此，两者的区别即戴原礼所谓"因梦交而出精者，谓之梦遗；不因梦而自泄精者，谓之精滑"。应该说，滑精也是遗精的一种，是遗精发展到了较重的阶段。隋唐以前医家认为遗精是虚劳所致，如《诸病源候论·虚劳失精候》指出："肾气虚损，不能藏精，故精漏失"。至丹溪除继承前人主虚之说外，认为遗精与湿热下注，扰动精室有关，与妇女带下病机相同，故治法亦同，常在滋阴的同时配伍黄柏等清热燥湿之品，疗效颇佳，为后世医家沿用至今。

浊

湿热，有痰，有虚。赤浊属血，白浊属气，寒则坚凝，热则

① 樗树：即"椿树"。

流通。

大率皆是湿热流注，宜燥中宫之湿，用二陈汤加苍术、白术，燥去湿。赤者乃是湿伤血，加白芍药。仍用珍珠粉丸加椿树根皮、滑石、青黛等作丸。

虚劳者，用补阴药，大概不利热药。

肥白人必多痰，以二陈汤去其热。胃弱者兼用人参，以柴胡、升麻升胃中之气。丸药用青黛、黄柏_{炒褐色}、干姜_{炒微黑色}、海石、蛤粉。

胃中浊气下流为赤白浊者，用柴胡、升麻、苍术、白术、二陈汤，丸药用樗皮末、蛤粉、炒姜、炒黄柏。

专主胃中之浊气下流，渗入膀胱，用青黛、蛤粉。肝脉弦者，用青黛以泻肝。

又方

黄柏_{一两，炒黑}　生柏_{二钱半；一作三两}　海石_{二两}　神曲_{五钱}

为末，水丸。

有热者，黄柏、滑石、青黛之类。

燥湿痰，南星、半夏、蛤粉。

上神曲为丸，青黛为衣。或用海石代曲。

张子元气血两虚、有痰，痛风时作，阴火间起，小便白浊，或带下赤白，方在前痛风中。

一人便浊，常有半年，或时梦遗，形瘦，作心虚主治，珍珠粉丸和匀定志丸服。

一妇人年近六十，形肥，奉养膏粱，饮食肥美，中焦不清，浊气流入膀胱，下注白浊，白浊即是湿痰也。

戴云：断用二陈汤去痰，加升麻、柴胡升胃中之清气，加苍术去湿，白术补胃，全在活法。服四帖后，浊减大半，觉胸满，因柴胡、升麻升动其气，痰阻满闭，用二陈汤加炒曲、白术。素无痰者，升动胃气不满。

丸药方：

青黛　椿皮　蛤粉　滑石　干姜_炒　黄柏_炒

上为末，炒神曲糊丸。仍用前燥湿痰丸，亦能治带。

戴氏曰：滑石利窍，黄柏治湿热，青黛解热，蛤粉咸寒入肾，炒干姜味苦，敛肺气下降，使阴血生。干姜盐制用之。

【点评】历代医家对尿浊命名不一，《素问·至真要大论》称为"溺白"，《诸病源候论》谓"白浊"等，尽管名称不同，但其实质一致，均指以尿液混浊状如米泔，排尿时无尿道疼痛为主要特征的疾病。丹溪认为尿浊是因湿痰流注所致，所以治疗主张燥湿化痰，即"大率皆是湿痰流注，宜燥中宫之湿，用二陈加苍术、白术，燥去湿"。在文中列举了用燥湿化痰治疗尿浊的案例。此外，尿浊与膏淋在小便浑浊症状上相似，但尿浊在排尿时无疼痛滞涩感，可资鉴别。

淋

皆属于痰热。

淋者，小便淋漓，欲去不去，不去又来，皆属于热也。

解热利小便，山栀子之类，用苦杖、甘草煎服，诸药中皆加牛膝。

老人亦有气虚者，人参、白术中带木通、山栀。

亦有死血作淋者，以牛膝作膏。此证亦能损胃不食。

【点评】淋之名称始见于《内经》，是指以小便频数、淋沥涩痛、小腹拘急引痛为主症的疾病。丹溪认为其病理因素为湿热，湿热蕴结下焦，肾与膀胱气化不利。故治疗应"解热利小便"，用山栀子之类，强调治淋清热的重要性。

小便不通

气虚，血虚，痰，风闭，实热。

吐之以提其气，气升则水自下之，盖气承载其水也。

气虚，用人参、黄芪、升麻等先服后吐，或参、芪药中探吐。血虚，四物汤先服后吐，芎归汤吐亦可。痰多，二陈汤先服后吐。皆用探吐。痰气闭塞，二陈汤加木香①、香附探吐。实热利之。

一妇人脾痛，后患大小便不通，此是痰隔中焦，气滞于下焦。二陈汤加木通，初吃后，粗再煎服，吐之。

【点评】对小便不通的治疗，一般而言宜"通"宜"利"，通利之法是治疗的基本原则。正如《金匮要略》中治小便不利，因气化不行者用五苓散，因水热互结者用猪苓汤，因瘀血夹热者用蒲灰散或滑石白鱼散，因脾肾两虚而挟湿者用茯苓戎盐汤等，都是取通利之法。而朱丹溪治疗小便不通，则主张下病上取而用吐法，并强调在辨证论治的基础上活用吐法。丹溪以"吐法"治疗

---

① 木香：《玉机微义》作"木通"。

小便不通，并譬之滴水之器，闭其上窍，则下窍不通，开其上窍，则下窍必利，是为"气升则水自下"之法，犹"提壶揭盖"，既可升提肺气，又可举中气，从而亦开通了下焦之气，水道随之畅通。气升水自降，此为自然之理。在《丹溪翁传》中列举有用吐法治疗小便不通的实例："一男子，病小便不通，医治以利药益甚，按其脉右寸颇弦滑，诊为病由积痰在肺。肺为上焦，膀胱为下焦。上焦闭则下焦塞，譬如滴水之器，必上窍通而后下窍之水出焉。乃以法大吐之，吐已病如失"。

关 格

戴云：关格者，谓膈中觉有所碍，欲升不升，欲降不降，欲食不食，此为气之横格也。

必用吐，提其气之横格，不必在出痰也。

有痰，以二陈汤吐之，吐中便有降。有中气虚不运者，补气药中升降。

【点评】关格是指小便不通与呕吐并见为临床特征的危重病证，多见于水肿、癃闭、淋证等病的晚期。分而言之，小便之不通谓之关，呕吐时作谓之格。其病理特点是以脾肾阳虚为本，浊邪壅盛为标，尤其是病至后期，以浊邪壅滞三焦为主。丹溪采用吐法，因势利导，排浊解毒，对于减轻关格症状，缓解病情有较好作用。由此可见，丹溪对关格的诊治提出了新的见解，拓宽了治疗思路。

小便不禁

属热、属虚。

戴云：小便不禁，出而不觉，赤者有热，白者为气虚也。热者，五苓散加解毒散；虚者，五苓散加四物汤。

【**点评**】小便不禁又称"遗溺"，戴原礼提出根据小便色泽来辨别虚实，洵为卓识。文中的"解毒散"出处不详，其方药组成待考。

痫

惊、痰，宜吐。

戴云：痫者，俗曰猪癫风者是也。

大率行痰为主。

黄连　南星　栝蒌　半夏

寻痰寻火，分多少治，无不愈。分痰分热：有热者，以凉药清其心；有痰者，必用吐药，吐后用东垣安神丸。

此证必用吐，吐后用平肝之药，青黛、柴胡、川芎之类。

【**点评**】丹溪认为癫痫主要由痰浊内阻、气机逆乱、风阳内动所致，根本病理因素在于"痰"，故治疗"大率行痰为主"，临床上也多以涤痰、行痰、豁痰为大法。但痫病之痰，异于一般痰邪，具有深遏潜伏，胶固难化，随风气而聚散之特征，非一般祛痰与化痰药物所能涤除，丹溪对此提倡用吐法，值得进一步探讨。

健忘

戴云：健忘者，为事有始无终，言谈不知首尾。此以为病之名，非比生成之愚顽、不知世事者。

精神短少者多，亦有痰者。

【点评】健忘是记忆力衰退的一种表现，对往事容易忘记，严重者，"言谈不知首尾"，事过转瞬即忘。丹溪认为其病因病机多由"痰"所致，本书卷一"痰"中说"痰在膈间，使人颠狂、健忘，宜用竹沥"，为临床治疗老年健忘证提供了新的思路和方法。现代流行病学研究表明，老年健忘患者较正常老年人群的血浆代谢组学紊乱，其大多可归纳为肾虚痰阻型。

怔忡

大段属血虚。

有虑便动，属虚；时作时止，痰因火动。

戴云：怔忡者，心中不安，惕惕然如人将捕者是也。

瘦人多是血少，肥人属痰，寻常者多是痰。

真觉心跳者，是血少，用四物、朱砂安神之类。

惊悸

血虚，用朱砂安神丸。

【点评】怔忡与惊悸均属于心悸，但两者病因和病情严重程度不同。怔忡是内因引起，无外惊，是自觉症状，自感惊恐不安，心慌，遇劳易发，病程较慢，且全身状态较差，病情较重。惊悸常由外因造成，发则心悸，时作时止，病程较急，但病情较轻，病浅而短暂，惊悸发作日久会发展成怔忡。丹溪认为惊悸是血虚，故用朱砂安神丸养血安神；而怔忡除血虚外，还有痰热所致者。但他提出两者的辨别依据体形的瘦和胖，似属简单，当根据所伴有的其他症候进行判断。

痓

大率与痫病相似。

多是血虚①有火兼痰，人参、竹沥之类，不用兼风药。

【点评】痓和痫都可出现四肢筋脉抽搐拘挛的症候，但痓证患者项背强直，四肢抽搐，甚至角弓反张，或见昏迷，但无口眼㖞

---

① 血虚：《丹溪心法》作"气虚"，义长。

斜及半身不遂；痫证患者昏迷时四肢抽搐，多吐涎沫，或发出异常叫声，醒后一如常人。因痉病的形成，多由于阴液不足，筋脉失却濡养所致，并不是风，故不可作风治，"不用兼风药"。

血块

一名积瘕。

块在中为痰饮，在右为食积，在左为血积。

气不能作块成聚，块乃有形之物，痰与食积、死血，此理晓然。醋煮海石、三棱、莪术、桃仁、红花、五灵脂、香附之类。

白术汤吞下瓦垄子①，能消血块，次消痰。

治块，当降火、消食积，食积即痰也。

行死血，块去须大补。石碱一物，有痰积，有血块可用，洗涤垢腻，又消食积。

【点评】丹溪对积聚多从气血痰郁论治，认为"气不能作块成聚，块乃有形之物也，痰与食积死血"而成，并根据左右不同部位来辨别其病因："块在中为痰饮，在右为食积，在左为血积"，而采用化痰导滞或活血化瘀，其中他特别推重石碱，认为它即能化痰积，又能祛瘀血。

---

① 瓦垄子：也称"瓦楞子"。贝壳类软体动物，生活在浅海泥沙中或岩礁隙缝中，肉味鲜美，壳供药用。

吐虫

以黑锡炒成灰，槟榔末、米饮调下。

【点评】槟榔功能杀虫，现代药理研究表明，槟榔碱有良好的驱虫作用，对猪肉绦虫有较强的瘫痪作用，使全虫各部都瘫痪；对牛肉绦虫则仅能使头部和未成熟节片完全瘫痪，而对中段和后段的孕卵节片影响不大。

癥瘕

戴云： 积聚癥瘕，有积聚成块，不能移动者是癥；或有或无，或上或下，或左或右者是瘕。

用蜀葵根煎汤，煎人参、白术、陈皮、青皮、甘草梢、牛膝成汤，入细研桃仁、玄明粉各少许，热饮一服，可见块下。

病重，补接之后，加减再行。

消块丸 即《千金》大硝石丸。止可磨块，不令人困，须量虚实而用可也。

硝石六两　大黄八两　人参　甘草各三两

上为末，以三年苦酒三斗，置铜器中，以竹片作准，每入一升作一刻，柱竖器中熬。先纳大黄，不住手搅，使微沸，尽一刻，乃下余药。又尽一刻，微火熬使可丸，则取丸如鸡子中黄大，每服一丸，米饮下。如不能大丸，则作小丸，如梧子大，每服三十丸。服后下如鸡肝、如米泔、赤黑等色。下后忌风冷，啖软粥将理。

又　三圣膏

未化石灰半斤，为末，瓦器中炒令淡红色，提出火外，候热少减，次下大黄末　大黄一两，为末，就炉炒，伺热减，入桂心末　桂心半两，为末，略炒，入米醋熬成膏药，厚纸摊，贴患处

贴积聚块。

大黄　朴硝各一两

上为末，用大蒜捣膏，和匀贴之。

痞块在皮里膜外，须用补气，香附开之，兼二陈汤。加补气药，先须断厚味。

【**点评**】癥瘕是指结块一类的病证，其形成多因脏腑血气虚弱，外邪乘虚而入，结于下焦，留滞不去，气血和痰浊之邪胶结不解，久而生成癥瘕。临床多见下腹部肿块，或胀或痛，妇女多见经带胎产异常，常可伴有全身症状如寒热不欲食、腰胁酸痛、肢体浮肿等。戴原礼认为癥与瘕是有所区别的，"不能移动者是癥；或有或无，或上或下，或左或右者是瘕"，即"癥"是坚硬不移动，痛有定处；而"瘕"是聚散无常，痛无定处。以前医家多从气血来分别癥瘕，即"瘕"属气分，"癥"属血分。丹溪打破了前人的壁垒，认为"气不能作块成聚，块乃有形之物也，痰与食积死血"，即先因气聚而后痰阻血瘀形成，初病在气分，后病在血分，符合临床实际。

茶癖

石膏　黄芩　升麻

上为末，砂糖水调服。

瘿气

先须断厚味。

海藻一两　黄药①二两

上为末，以少许置于掌中，时时舐之，津咽下。如消三分之二，须止后药服。

食积一方，乃在妇人门食积条下。

【点评】瘿气是以颈前喉结两旁结块肿大为主要临床特征的一类疾病，其多属西医学中甲状腺疾病。文中记载的专方，适用于气郁痰阻型，可以加入香附、苍术、半夏、瓜蒌等。由于饮食厚味易伤脾胃而生痰湿，故告诫后人需节制。

---

① 黄药：即黄药子，为蓼科植物金线草的全草。功能解毒消肿，化痰散结，凉血止血。用于甲状腺肿大，淋巴结结核，咽喉肿痛等。

疝

湿热痰积，流下作痛，大概因寒郁而作也，即是痰饮、食积并死血。

戴云：疝本属厥阴肝之一经，余尝见俗说小肠、膀胱下部气者，皆妄言也。

子和云：疝本肝经，宜通勿塞。只此见治之法，专主肝经，与肾绝无干，不宜下。㿗，湿多。疝气，灸大敦穴。

食积与瘀血成痛者：

栀子　桃仁　山楂　枳实　吴茱萸

上为末，生姜汁、顺流水作汤，调服。

按之不定，必用桂枝，属虚。

桂枝　山栀_炒　乌头_{细切，炒}

上为末，姜汁为丸。每服三十丸，劫痛。

治疝方　定痛速效。湿胜者加荔枝。

枳壳_{十五个}　山栀_炒　糖球①_炒　茱萸_炒

又方　守效丸　治㿗不疼者要药。

苍术　南星　白芷　山楂　川芎　半夏　枳实

为末，神曲作丸。

治阳明受湿热，传入大肠，恶寒发热，小腹连毛际结核，闷痛不可忍。

---

①　糖球：山楂的别名。

山栀炒　枳壳炒　桃仁炒　山楂等分

上研细，砂钵内入生姜汁，用水一盏，煎令沸，热服之。

治诸疝发时，用海石、香附二味为末，以生姜汁汤调服。亦能治心痛。

治疝方①

栀子　桃仁　橘核　茱萸　川乌

上碾，煎服。

劫药：用乌头细切、炒栀子，橘核散，单止痛。

【点评】对于疝气的发病原因，历代医家认为疝皆为寒，而丹溪则认为疝气是湿热郁于内，而寒气束于外所致。他在《格致余论·疝气论》中说："此证始于湿热在经，郁而至久，又得寒气外束，湿热之邪不得疏散，所以作痛，若只作寒论，恐为未备"，且常挟有痰饮食积或瘀血。故在治疗上针对其病因进行辨证施治，以祛湿理气为主，除使用清热祛湿的药物外，配以活血化瘀及消积化痰的药物。如"守效丸"方中以苍术、白芷祛湿，川芎活血行气，山楂消食，枳实理气化积，半夏、胆南星化痰。全方药味虽少，却各有所治，可见其用药精当。

脚气

防己饮

苍术盐炒　白术　防己　槟榔　川芎　犀角　甘草　木通　生地

---

① 治疝方：《丹溪心法》作"橘核散"。

黄_{酒炒}　黄柏

有热加黄芩、黄连，有痰加竹沥、姜汁，大热及时令热加石膏，大便实加桃仁，小便涩加牛膝。

有食积流注：

苍术　黄柏　防己　南星　川芎　白芷　犀角　槟榔

血虚加牛膝、龟板。

如常肿者，专主乎湿热，朱先生有方。肥人加痰药。

戴云：有脚气冲心，宜四物加炒柏，再宜涌泉穴用附子，津唾拌贴，以艾灸，泄引其热。

健步丸

归尾　芍药　陈皮　苍术_{各一两}　生地黄_{一两半}　大腹子_{三个}　牛膝茱萸_{各半两}　黄芩_{半两}　桂枝_{二钱}

上为末，蒸饼为丸。每服百丸，白术、通草煎汤，食前下。

一妇人足肿，黄柏、苍术、南星、红花_{酒洗}、草龙胆、川芎、牛膝_{酒洗}、生地黄。

筋动于足大指，动上来至大腿，近腰结，奉养厚，因风寒作，四物汤加酒芩、红花、苍术、南星。

筋转皆属乎血热，四物汤加酒芩、红花。

大病虚脱，本是阴虚。用艾灸丹田者，所以补阳，阳生则阴生故也。不可用附子，可用参多服。①

【点评】脚气，又称脚弱，以足胫麻木、酸痛、软弱无力为主症。多因为水寒和湿热之邪侵袭下肢，流溢皮肉筋脉；或饮食失

---

①　大病虚脱……可用参多服：此段文字，在《丹溪心法》"瘟疫"门下，疑误抄。

节，损伤脾胃，湿热流注足胫；或因病后体质虚弱，气血亏耗，经脉、经筋失于涵养所致。

痿

断不可作风治而用风药。

湿热，湿痰，血虚，气弱，瘀血。

湿热，东垣健步方中加燥湿降阴火药，芩、柏、苍术之类；湿痰，二陈汤中加苍术、黄芩、黄柏、白术之类，入竹沥；气虚，四君子汤加苍术、黄芩、黄柏之类；血虚，四物汤加苍术、黄柏，下补阴丸。

亦有食积妨碍不得降者。亦有死血者。

健步丸方

羌活　柴胡　滑石　甘草炙　天花粉酒制，各半两　防己　防风泽泻各三钱　肉桂半钱　川乌　苦参酒制，各一钱

上为末，酒糊丸如桐子大，每服七十丸，煎愈风汤，以空心下。

【点评】痿证是指肢体筋脉弛缓、软弱无力，日久因不能随意运动而致肌肉萎缩的一种症证。丹溪之前，痿痹不辨，概用温燥，贻害匪浅。丹溪纠正"风痿混同"之弊，以"痛风"来名痹症，设立了痿证专论，提出"泻南方、补北方"的治痿指导思想，在辨证施治方面又分为湿热、湿痰、气虚瘀血之别，标本兼治，颇多创见。

发热

阴虚难治。

戴云：凡脉数而无力者，便是阴虚也。阴虚发热，用四物汤加黄柏，兼气虚加参、芪、白术。盖四物汤加黄柏，是降火补阴之妙药。又云：阴虚发热，用四物汤，甚者加龟板、炒黄柏。吃酒人发热者，难治；不饮酒之人，若因酒而发热者，亦难治。

一男子年三十岁，因酒发热，用青黛、栝蒌仁、姜汁，每日以数匙入口中，三日而愈。

【**点评**】发热是指体温高于正常值范围，或者体温正常，但患者自觉全身或某一局部发热，为临床中常见症状之一。自李东垣提出辨内伤发热后，丹溪在此基础上，提出了"阳常有余，阴常不足"导致的阴精亏损之发热，以潮热伴见五心烦热，骨蒸盗汗，两颧潮红等症状为特点，通过泻火达到滋阴之效，方以大补阴丸为代表，其功甚伟。但在滋阴降火法时需要注意，因黄柏等苦寒之品容易败胃，因此，当须调理脾胃，才能巩固疗效。

阳虚恶寒

戴云：凡背恶寒甚者，脉浮大而无力者，是阳虚也。用人参、黄芪之类，甚者加附子少许，以行参、芪之气。

一女子恶寒，用苦参一钱，赤小豆一钱，为末，齑水调服，吐后用川芎、苍术、南星、黄芩，酒曲丸。

【点评】恶寒多属阳虚卫弱，故参、附、术是正药。丹溪在《格致余论》中说："恶寒非寒病"，有阳虚、阳郁之异。阳虚者宜补而温之，阳郁者宜开发上焦，以升阳明之气，即他所谓"久病恶寒，当用解郁"之意。《古今医案按》曾载他治一壮年恶寒，多服附子，病甚，脉弦而似缓，以江茶入姜汁、香油些少，吐痰一升，减绵衣大半，又与防风通圣散去麻黄、硝、黄，加地黄，百帖而安。

手心热

栀子　香附　苍术　白芷　川芎　半夏生用

为末，曲糊丸。

【点评】手心热属内伤发热范畴，东垣认为此并非外感发热，而是由于饮食不节、劳役过度导致元气损伤，运化失健，谷气下陷，脾湿下流，引动阴火，阴火上乘所致。丹溪在总结前人治疗内伤发热的基础上，提出了以情志不调，气郁化火为主要病机，故治以疏肝理气、清肝泻热，可以说是对临床医家在手心热的认识上有所启迪。

手麻

此是气虚也。

手木

东垣云：麻木，气不行也，补肺中之气，是湿痰、死血。十指麻是胃中有湿痰、死血。

【点评】麻是指肌肤蚁走感，或如触电感；木是指皮肉不仁如木厚之感。丹溪认为，手麻是气虚，手木是痰湿、死血。现在临床上将手麻、手木，统称为手麻木，多由气血俱虚，经脉失于濡养，或气血凝滞，经络失畅，或寒湿痰瘀留阻脉络所致，治宜温阳通经，益气养血，祛除寒痰。至于手指麻木，多因风湿入络，或气虚兼有湿痰，瘀血阻滞所致，常为中风先兆。

厥

因痰，用白术、竹沥。

厥者，手足冷也。热厥，逆也，非寒证。因气虚、血虚。

热：承气汤；外感：双解散，加姜汁酒。

【点评】厥证是以突然昏倒，不省人事，四肢逆冷为主要临床表现的一种病证。丹溪认为以手足冷为主，提出有痰、热、外感和气虚、血虚所致者，应辨证论治厥证，切中临床。

面寒面热

火起，寒郁热。面寒，退胃热。

【点评】《灵枢·邪气脏腑病形》说："诸阳之会，皆在于面。"面部属阳，人体清阳之气皆上注于头面，手足三阳经皆会聚于头面。东垣云："饮食不节则胃病，胃病则气短精神少，而生大热，有时而火上行独燎其面。"丹溪在继承东垣"火起"的基础上又提出"寒郁热"，说明寒邪郁遏而化热，亦是病因之一。

喉痹

大概多是痰热也，只以桐油吐之，或用射干，逆流水吐。

又方　用李实根皮一片，噙口内；更用李实根，碾，水敷项上，一遭立效。新采园中者。

【点评】朱丹溪对喉痹有独到见解，提出了喉痹的病因大多是痰热的观点，并在治疗上采用李根皮以清热解毒，可见其经验十分丰富。《菽园杂记》曾载：以李树近根皮磨水涂喉外，治咽喉卒塞。

缠喉风

戴云：属痰热。缠喉风者，谓其咽喉里外皆肿者是也。用桐油，以鹅翎探吐。

又法：用灯油脚探吐之。

又方　用远志去心，水调敷项上，一遭立效。

【点评】缠喉风系指咽喉红肿疼痛，或肿疼连及胸前，项强而喉颈如蛇缠绕之状的病证，多由肺感时邪，风痰上壅，阴阳闭结，内外不通所致。如见痰涎壅盛，气急痰鸣，宜通关开窍，可用桐油探吐，或用雄黄解毒丸解毒泻热，消肿利咽。

咽喉生疮

多属虚，血热游行无制，客于咽喉。人参、蜜炙黄柏、荆芥。

虚：人参、竹沥，无实火。热：黄连、荆芥、薄荷、硝石。

上为细末，用蜜、姜汁调噙。

血虚，四物汤中加竹沥。

【点评】丹溪在咽喉病的治疗上，重视滋阴降火之法，善用滋阴降火之药，其提出"阳常有余，阴常不足"的学术思想可见一斑。

口疮

服凉药不愈者，此中焦气不足，虚火泛上无制，用理中汤，甚者，加附子，或噙官桂亦可。

又方　用西瓜浆水，口痛甚者，以此徐徐饮之。冬月，紫榴皮烧灰噙之。

【点评】口疮属于复发性口腔溃疡，《丹溪心法》有"口舌生疮，皆上焦热壅所致"之言，说明实证口疮的发作多由脏腑积热化火而致，故他用西瓜浆水徐徐饮之，专泻阳明胃火。对于口疮服凉药不愈者，因中焦土虚，相火冲上无制，丹溪反用理中汤（甚者加附子或噙官桂）以引火归元。

酒渣鼻

血热入肺。

四物汤加陈皮、红花、酒炒黄芩，煎，入好酒数滴，就调炒五灵脂末服，效。又：用桐油入黄连末，以天吊藤①烧油热，敷之。

【点评】丹溪论治酒渣鼻以凉血清热，活血化瘀为法，为后世医家所沿袭。

---

① 　天吊藤：即丝瓜藤，功能活血解毒杀虫。

肺痈

已破入风者不治，搜风汤吐之。出《医垒元戎》
收敛疮口，止有合欢树皮、白蔹煎汤饮之。

【点评】肺痈是指由于热毒瘀结于肺，以致肺叶生疮，肉败血腐，形成脓疡的一种病证。丹溪在王海藏运用吐法的基础上，采用收敛疮口之法，别开生面，完善了肺痈证治。《名医类案》载丹溪治一少妇，胸膺间溃一窍，脓血与口中所咳相应而出，以参、芪、当归加退热排脓等药而愈。

肺痿

专主养肺、养血、养气、清金。

【点评】肺痿是指肺叶痿弱不用，为肺脏的慢性虚损性成疾。丹溪在原文中认为肺热不能输精于五脏，五体失养，属于实虚相兼，提出"泻南方、补北方"的治痿指导思想，治法宜泻肺热与补益并举。

天疱疮

通圣散及蚯蚓泥略炒，蜜调敷之，妙。

从肚皮上起者，里热发外，还服通圣散可也。

【点评】天疱疮是一种严重的慢性、复发性表皮内棘刺松解性大疱性皮肤病。中医认为天疱疮多因心火妄动，脾虚失运，湿浊内停，郁久化热，心火脾湿交蒸，兼以风热、暑湿之邪外袭，侵入肺经，不得疏泄，熏蒸不解，外越肌肤而发。丹溪以通圣散疏散风热为治，内外兼用，值得效法。

漏疮

须先服补药以生气血，即参、芪、术、归、芎为主，大剂服之。外以附子末，津唾和作饼如钱厚，以艾炷灸之。漏大艾炷亦大，漏小艾炷亦小。但灸令微热，不可令痛，干则易之。干研为末，再和再灸。如困则止，来日如前法再灸，直至肉平为效。亦有用附片灸，仍前气血药作膏药贴之。

【点评】漏疮跟痔疮不一样，痔疮是因为直肠肛门黏膜血管回流障碍，血液堆积引起，而漏疮则是直肠周围组织被感染，破溃引起穿孔，确切地说应该是窦道形成。

痔漏

用五倍子、朴硝、桑寄生、莲房煎汤，先熏后洗。肿者，用木鳖子、五倍子研细末，调敷。

漏专以凉药为主。

痔漏方

人参　黄芪　当归　川芎　升麻　枳壳　条芩　槐角

【点评】《丹溪心法》云："痔者皆因脏腑本虚，外伤风湿，内蕴热毒"，明确指出了火热伤津、热毒内蕴可诱发痔疮，故治疗"专以凉药为主"，具体用药则用条芩凉大肠，人参、黄连、生地、槐角凉血生血，芎、归和血，枳壳宽肠，升麻升举。除注意以凉血为主进行内治之外，同时还很重视外治，其外治法除了有五倍子、朴硝、桑寄生、莲房煎药熏洗外，还有木鳖子、五倍子制成膏药进行敷贴的疗法。

肠痈

作湿热、食积治，入风难治。

治漏外塞药：芦甘石_{小便煅}、牡砺粉。

【点评】肠痈是指热毒结于肠腑，以急性腹痛为主要表现的病证。丹溪认为湿热、食积也是肠痈的病因，故治疗采用清热通下的方法，对后世影响较大。《名医类案》载丹溪治一女子腹痛，百方不治，脉滑数，时作热，腹微急。曰：痛病脉当沉细，今滑数，此肠痈也。以云母膏一两，丸梧子大，以牛皮胶溶入酒中，并水下之，饷时服尽，下脓血一盆而愈。可参考。

结核

或在颈、在项、在身、在臂，如肿毒者，多痰注作核不散。

治耳后、顶门各一块：

僵蚕炒　青黛　胆星　酒大黄

上为末，蜜丸，嚼化之。

颈颊下生痰核，二陈汤加炒大黄、连翘、桔梗、柴胡。

治臂核作痛，连翘、防风、川芎、酒芩、苍术、皂角刺。

治环跳穴痛，防生附骨痈方：以苍术佐黄柏，行以青皮之辛，冬月加桂枝，夏月加条子黄芩，体虚者加土牛膝，以生甘草为使，大料煎，入生姜汁带辣，食前饮之。病甚者，加黄柏、桂枝。十数帖发不动，少加大黄一两帖；又不动者，恐痈将成矣，急撅地成坑，以火煅红，沃以小便，赤身坐其上，以被席围抱下体，使热气熏蒸，腠理开、血气畅而愈。

【点评】丹溪所谓的结核，是指发于皮里膜外、不痛不仁、不作脓的结节，可发于体表各个部位，或在颈、在项、在身、在臂，属于痰证。他依据结核所在的部位来选择不同的药物治疗，如耳后、顶门结核用僵蚕、青黛、胆星、酒大黄，颈颊下生痰核用二陈汤加炒大黄、连翘、桔梗、柴胡，臂核作痛用连翘、防风、川芎、酒芩、苍术、皂角刺。现代治疗多发性脂肪瘤（类似结核）也多采用丹溪从痰论治之意。

脱肛

血热，气虚，血虚。

气虚补气，用人参、当归、黄芪、川芎、升麻；血虚者，四物汤；血热者凉血，四物汤加黄柏_炒。

【点评】丹溪论治脱肛亦重审因，气虚者补气，血虚者补血，血热者凉血。《丹溪心法》还记载了外治法，五倍子为末，煎洗，托而上举，疗效甚佳，至今仍为临床所沿用。

丹溪先生金匮钩玄卷第三

经水

经候过期而作痛者，乃虚中有热，所以作痛。

经水不及期，血热也，四物汤加黄连。

经候将来而作痛者，血实也，桃仁、香附、黄连。

过期乃血少也，川芎、当归，带人参、白术与痰药。

过期，紫黑色有块，血热也，必作痛，四物汤加黄连、香附。

淡色过期者，乃痰多也，二陈汤加川芎、当归。

紫色成块者，乃是热也，四物汤加黄连之类。

痰多占住血海地位，因而下多者，目必渐昏，肥人如此，南星、苍术、香附、川芎，作丸服。

肥人不及日数而多者，痰多、血虚有热，前方加黄连、白术。若血枯经闭者，四物汤加桃仁、红花。

躯肥脂满经闭者，导痰汤加芎、连，不可服地黄，泥膈故也。如用，以生姜汁炒。

[点评] 丹溪治疗月经病，一则调血，二则化痰。调血以气为主，化痰则重调血。调血以四物汤为主，配合理气药，如月经过期而量少属血虚者，用四物加人参、白术；月经先期属血热者，

用四物加黄连；经前腹痛属血实者，用四物加桃仁、黄连、香附；月经过期紫黑色有块属血热者，四物汤加黄连、香附。月经过期色淡属痰者，用二陈汤加川芎、当归。可见丹溪辨治月经病的立法、方药都有其独特的见解，为后世医家对月经病理论的深化起到了巨大的影响。

血　崩

崩之为病，乃血之大下，岂可为寒？但血去后，其人必虚，当大补气血。东垣有治法，但不言热，其主于寒，学人宜再思之。

急则治其标，白芷汤调百草霜。甚者，棕榈皮灰，后用四物汤加干姜调理。因劳者用参、芪带升补药，因寒者加干姜，因热者加黄芩、参、芪。

崩过多者，先服五灵脂末一服，当分寒热，五灵脂能行能止。妇人血崩，用白芷、香附为丸。

白带，用椒目末，又用白芷末。一方：用生狗头骨，烧灰存性，或酒调服，或入药服之。又方：用五灵脂半生半熟为末，以酒调服。

气虚、血虚者，皆于四物汤加人参、黄芪。漏下乃热而虚者，四物汤加黄连。

【点评】丹溪倡治崩漏三法，即初用塞流，中用澄源，末用复旧，其中以止血塞流为首务，对治疗崩漏有提纲挈领的作用，被后世奉为治疗崩漏的原则。

带下赤白

赤属血，白属气，主治燥湿为先。

带、漏俱是胃中痰积流下，渗入膀胱，宜升，无人知此。肥人多是湿痰，海石、半夏、南星、苍术、川芎、椿皮、黄柏；瘦人带病少，如有带者，是热也，黄柏、滑石、川芎、椿皮、海石。甚者，上必用吐，以提其气，下用二陈汤加苍术、白术，仍用丸子—本作瓦垄子。

又云：赤白带皆属于热，出于大肠、小肠之分。一方：黄荆子炒焦为末，米饮汤下，治白带，亦治心痛。

罗先生治法：或十枣汤，或神佑丸，或玉烛散，皆可用，不可峻攻，实者可用此法，虚则不宜。

血虚者，加减四物汤；气虚者，以参、术、陈皮间与之；湿甚者，用固肠丸。相火动者，于诸药中少加炒柏；滑者，加龙骨、赤石脂；滞者，加葵花；性燥者，加黄连。寒月，少入姜、附，临机应变，必须断厚味。

良姜　芍药　黄柏二钱，各烧灰　入椿树皮末一两半

上为末，粥为丸，每服三四十丸。

痰气带下者，苍术、香附、滑石、蛤粉、半夏、茯苓。

妇人上有头风、鼻涕，下有白带，南星、苍术、黄柏炒焦、滑石、半夏、川芎、辛夷、牡蛎粉炒、茯苓。

白带兼痛风，半夏、茯苓、川芎、陈皮、甘草、苍术炒浸、南星、牛膝、黄柏酒浸，晒干炒。

【点评】丹溪认为带下的病机为湿热结于带脉，使其约束功能失常，津液不循常道，入小肠则化为赤带，入大肠则化为白带，特别强调痰湿与带下的关系，突出了湿邪在带下病机中的地位，则是其特色。在主张燥湿为先的同时，提出了"升举"治疗带下的新思路，认为"带、漏俱是胃中痰积流下，渗入膀胱，宜升，无人知此"，充分展现了其治疗带下病的特色，其中椿根皮及黄柏两味已成为目前临床治带所常用的良药。

子嗣

肥盛妇人不能孕育者，以其身中脂膜闭塞子宫，而致经事不能行，可用导痰汤之类。

瘦怯妇人不能孕育者，以子宫无血，精气不聚故也，可用四物汤加养血、养阴等药。

【点评】丹溪首次从体质角度对不孕进行探讨，认为肥胖妇人以痰湿体质为主要特征，痰湿阻塞子宫而致不孕。临床对不孕症妇人检查时发现，肥胖妇女常有输卵管不通，此乃痰湿留伏于胞宫所致。近年来的研究表明，肥胖妇女的不孕发生率是非肥胖者的4倍以上，主要原因在于排卵障碍，表现为无排卵、排卵延迟或稀发，继而导致不孕。而瘦怯妇女以阴虚火旺体质为主要特征，阴血亏虚，子宫不能得到濡养，从而影响受孕。

产前胎动

孕妇人因火动胎，逆上作喘者，急用条黄芩、香附之类。将条芩更于水中沉，取重者用之。

固胎：

地黄_{半钱}　人参　白芍_{各一钱}　白术_{一钱半}　川芎　归身尾_{一钱}　陈皮_{一钱}　甘草_{二钱}　糯米_{一十四粒}　黄连_{些小}　黄柏_{些小}　桑上羊儿藤①_{七叶完者}

上㕮咀②，煎汤服之。

血虚不安者，用阿胶。痛者，缩砂，行气故也。

一切病不可表。

【点评】丹溪认为产前胎动皆为阴虚火动，因而提出用黄芩、香附清热养血。文中的固胎方药系四物汤合二陈汤加黄连、黄柏、桑寄生，共奏养血安胎，清热降火，益气健脾燥湿之功，组方颇为精妙。

恶阻

从痰治。

---

① 桑上羊儿藤：即桑寄生。
② 㕮咀(fǔ jǔ 府举)：用口将药物咬碎，以便煎服，后用其他工具切片、捣碎或剉末。

戴云：恶阻者，谓妇人有孕，恶心，阻其饮食者是也。肥者有痰，瘦者有热，多用二陈汤，或白术为末，水丸。随所好，或汤或水下。

妇人怀妊爱物，乃一脏之虚。假如肝脏虚，其肝气止能生胎，无余物也。

血块、死血、食积、痰饮成块，在两胁动作，腹鸣嘈杂，眩晕身热，时作时止。

黄连<small>一两，一半用茱萸炒，去茱萸；一半益智炒，去益智</small>　山栀<small>半两，炒</small>　台芎<small>半两</small>　香附<small>一两，用便浸</small>　萝卜子<small>一两半，炒</small>　山楂<small>一两</small>　三棱　青皮　神曲<small>各半两</small>　莪术<small>半两，用米醋煮</small>　桃仁<small>半两，留尖去皮</small>　白芥子<small>一两半，炒</small>　瓦垄子<small>消血块</small>

为末，作丸子服之。

妇人血块如盘，有孕难服峻削。

香附<small>四两，醋煮</small>　桃仁<small>一两，去皮尖</small>　海石<small>一两，醋煮</small>　白术<small>一两</small>

为末，神曲为丸。

【点评】本文可分二段，"从痰治……无余物也"一段论述"妊娠恶阻"，"血块、死血……神曲为丸"一段论述"妇人腹中有块"，而《丹溪心法》等则删去了后面一段。

束胎

束胎丸　第八个月服。

黄芩<small>酒炒。夏用一两，秋用七钱半，冬用半两</small>　茯苓<small>七钱半</small>　陈皮<small>二两，忌火</small>　白术<small>二两</small>

粥为丸。

束胎散　即达生散。

人参半钱　陈皮半钱　白术　白芍　归身尾各一钱　甘草二钱，炙

大腹皮三钱　紫苏半钱

或加枳壳、砂仁作一帖，入青葱五叶、黄杨木叶梢十个，煎。待于八、九个月，服十数帖，甚得力。或夏加黄芩（冬不必加），春加川芎，或有别证，以意消息。

第九个月服：

黄芩一两，酒炒。宜热药，不宜凉药。怯弱人减半　白术一两　枳壳七钱半，炒

滑石七钱半，临月十日前小便多时，减此一味

上为末，粥为丸，如梧桐子大。每服三十丸，空心热汤下。不可多，恐损元气。

【点评】束胎是指产前1～2个月服药使胎儿紧束而易于生产，《医方考》说："凡患产难者，多由内热灼其胞液，以致临产之际，干涩而难，或脾气怯弱，不能运化精微，而令胞液不足，亦产难之道也。"考上述束胎方药多为健脾清利湿热之品，均有安胎作用，这对目前治疗孕妇因营养丰富、多安逸少劳动而造成的肥大胎儿引起的难产，有重要的治疗参考价值。

安胎

白术、黄芩、炒曲，粥为丸。

黄芩安胎，乃上、中二焦药，能降火下行。缩砂安胎治痛，行气

故也。

益母草，即茺蔚子，治产前、产后诸病，能行血养血。

难产作膏：地黄膏、牛膝膏。

【点评】丹溪认为妊娠血聚以养胎，因相火太盛，不能生气化胎而多致阴血偏亏，故产前宜清热养血，以白术健脾，辅以黄芩清火下行，健脾清热相辅相成，以达到安胎的疗效，故他提出白术、黄芩为安胎妙药的观点。

胎漏

气虚，血虚，血热。

戴云：胎漏者，谓妇人有胎而血漏下也。

【点评】胎漏是指妇人怀孕后阴道仍有少量出血，时出时止，或淋漓不断，而无腰酸、腹痛、小腹下坠，多发生在妊娠早期，西医称之为"先兆流产"。丹溪认为，胎漏多属气虚，血虚，血热，可见其治疗胎漏，不在于局部固漏而从整体出发之特色。

子肿

湿多。

戴云：子肿者，谓孕妇手足或头面、通身浮肿者是也。用山栀炒一合，米饮汤吞下。《三因方》中有鲤鱼汤。

【**点评**】《药性论》谓山栀有"利五淋、通小便"的作用。现代药理研究表明，妊娠水肿往往存在原发或继发高血压，而栀子煎剂和醇提取液对麻醉或不麻醉猫、大白鼠和兔，不论口服或腹腔注射，均有持久性降压作用，值得尝试。

难产

难产之由，亦是八、九个月内不谨者。

气血虚故，亦有气血凝滞而不能转运者。

催生方

白芷灰　滑石　百草霜

上为末，芎归汤或姜汁调服之。

治胎衣不下，《妇人大全方》别有治法。

【**点评**】《格致余论》载，丹溪曾治表妹苦于难产，后遇胎孕用束胎散(达生散)来预防时谓："世之难产者，往往见于郁闷安佚之人，富贵奉养之家。若贫贱辛苦者，无有也。"其原因就是上文所说，营养丰富、多安逸少劳动，可造成肥大胎儿，从而引起难产。

产后血晕

虚火载血，渐渐晕来。用鹿角烧灰，出火毒，研为极细末，以好酒调，灌下即醒，行血极快也。

又方　用韭叶细切，盛于有嘴瓶中，以热醋沃之，急封其口，以嘴塞产妇鼻中，可愈眩晕。

产后补虚：

人参　白术各二钱　黄芩　陈皮　川芎各半钱　归身尾半钱　甘草一钱,炙　有热加生姜三钱　茯苓一钱

必用大补气血，虽有杂证，以末治之。当清热，补血气。

消血块：

滑石二钱　没药一钱　麒麟竭一钱,无则用牡丹皮

为末，醋糊作丸。

瓦垄子能消血块。

【点评】丹溪在继承前人经验的基础上，总结出了产后"必用大补气血，虽有杂证，以末治之"。即认为产后当以补气血为先，重在调护脾胃。妇人胎孕，阴血已偏亏，再加分娩时体力的消耗和出血，以及产后需哺乳等因素，使产妇元气愈加耗损，故产后多气血偏虚。其产后补虚以四君子加四物汤为基础，益气补血健脾，然后根据病情选配其他药物。丹溪治疗产后血晕的两张验方，制法和服法都很独特，药引有酒、醋和童便，主要取其活血行血之功。

泄

川芎　黄芩　白术　茯苓　干姜　滑石　白芍炒　陈皮

㕮咀，煎汤服。

【点评】产后泄泻，此处仅一方，可参考上文中"泄泻"所载
的方药。

恶露不尽

谓产后败血所去不尽，在小腹作痛。五灵脂、香附末、蛤粉，醋
丸。甚者入桃仁_{不去尖}。

如恶血不下，以五灵脂为末，神曲糊丸，白术陈皮汤下。

【点评】丹溪认为妇女产后恶露不止，多为恶血内留，不及时
排下所致，故活血化瘀为治，其中的五灵脂性味甘温，具有疏通
血脉、散瘀止痛的功效，是妇科要药。

中风

不可作风治，切不可以小续命汤服之。必大补气血，然后治痰，
当以左右手脉，分其气血多少而治。口眼喎斜，不可服小续命汤。

【点评】产后中风多由产时伤动血气，劳损脏腑，未曾平复，
早起劳动，致使气虚，而感受外邪所致，故其治法与中风迥异。

发热恶寒

大发热，必用干姜，轻用茯苓，淡渗其热。一应苦寒热发表药，皆不可用也。才见身热，便不可表。发热恶寒，皆是血虚①。

左手脉不足，补血药多于补气药；右手脉不足，补气药多于补血药。

恶寒发热、腹满者，当去恶血。腹满者不是，腹痛者是。

产后不可下白芍，以其酸寒伐生发之气故也。

产后一切病，皆不可发散。

【点评】丹溪认为，产后发热恶寒不是表证，故不可用发表药，并强调产后不可下白芍，因"其酸寒伐生发之气故也"。

小儿科

小儿食积、痰热、伤乳为病，大概肝与脾病多。

小儿肝病多，及大人亦然。肝只是有余，肾只是不足。

【点评】丹溪倡说"阳常有余、阴常不足"论，小儿生长发育迅速，是肝常有余的明证，又为稚阴稚阳之体，脏腑娇嫩，形气怯弱，受饮食和外邪等因素影响，则肝气生发之机受阻，疏泄不利，

---

① 血虚：原作"气血"，据《丹溪心法·产后》改。

常常波及他脏，故在小儿病临证用药时应注重调护肝气，重视对阴精的滋养，慎用大苦大寒等攻伐之品，以保护小儿旺盛的生机。

吐泻黄疸

三棱　莪术　陈皮　青皮　神曲　麦芽　甘草　白术　茯苓黄连

上为末，水调服。

伤乳吐泻者，加山楂；时气吐泻者，加滑石；发热者，加薄荷。

吐泻用益元散，钱氏五补、五泻之药俱可用。

【点评】上方为治小儿因伤食及食积所致的黄疸。

急慢惊风

发热口噤[①]，手心伏热，痰热、痰喘、痰嗽。

并用涌法，重则用瓜蒂散，轻则用苦参、赤小豆末，须酸齑汁调服吐之。后用通圣散，蜜丸服之。

惊有二证：一者热痰，主急惊，当吐泻之；一者脾虚，乃为慢惊，所主多死，当养脾。

东垣云：慢惊者，先实脾土，后散风邪。

---

① 口噤：原作"口疱"，据《丹溪心法·小儿》改。

急者，只用降火、下痰、养血；慢者，只用朱砂安神丸，更于血药中求之。

黑龙丸

牛胆南星　礞石各一两。焰硝等分　天竺黄　青黛各半两　芦荟二两半　朱砂三钱　僵蚕五分　蜈蚣二钱半，烧存性

上为细末，煎甘草汤膏，丸如鸡头大。每服一丸或二丸。急惊，薄荷汤下；慢惊，桔梗白术汤下。

神圣牛黄夺命散

槟榔半两　木香三钱　大黄二两，面裹煨熟为末　白牵牛一两，一半炒，一半生用　黑牵牛粗末，一半生用，一半炒用

上为一处，研作细末，入轻粉少许。每服二钱，用蜜浆水调下，不拘时候，微利为度。

【点评】丹溪论述小儿惊风的病机关键在"痰"，必须治其痰，故急用吐法。

疳病

胡黄连丸

胡黄连半钱，去果积　阿魏一钱半，醋煮，去肉积　麝香四粒　神曲二钱半，去食积　黄连二钱半，炒，去热积

上为末，猪胆汁丸，如黍米大。每服二十丸，白术汤下。

小儿疳病腹大：胡黄连丸二十丸，白术汤下。

【点评】古人有"无积不成疳""积为疳之母"的说法，故胡黄

连丸方中胡黄连去果积，阿魏去肉积，神曲去食积，炒黄连去热积。

痘疮

分气虚、血虚，补之。

气虚用人参、白术，加解毒药。血虚，四物汤加解毒药。酒炒芩、连，名解毒药。

但见红点，便忌升麻葛根汤，恐发得表虚也。

吐泻少食为里虚，不吐泻能食为里实。里实而补，则结痈肿。陷伏倒靥、灰白为表虚，或用烧人屎；黑陷甚者，烧人屎；红活绽凸为表实，而复用表药，则要溃烂不结痂。二者俱见，为表里俱虚。

痘疮，或初出，或未出时，人有患者，宜预服此药。多者令少，重者令轻。方用丝瓜近蒂三寸，连瓜子、皮烧灰存性，为末，砂糖拌，干吃。入朱砂末亦可。

解痘疮毒药

丝瓜　升麻　酒芍药　甘草_{生用}　糖球　黑豆　犀角　赤小豆

解痘疮法：已出未出皆可用。朱砂为末，以蜜水调服。多者可减，少者可无。

【点评】丹溪提出痘疮都是胎毒所发的论点，并以解毒为治，在《格致余论》中记载了二则医案，可以参考。

腹胀

萝卜子_蒸　紫苏梗　陈皮　干姜_{各等分}　甘草_{减半}

食减者加白术，煎服。

【点评】小儿腹胀多因脾失健运，痰浊内生，阻遏气机所致，丹溪根据"六腑以通为用"的生理特点，采用通降之品治疗，通降而不伤正，能恢复胃气生理状态，值得效法。

夜啼

人参_{一钱半}　黄连_{一钱半，姜汁炒}　甘草_{半钱}　竹叶_{二十片}

作二服，加姜一片，煎服之。

【点评】小儿夜啼应是邪热乘心，方中用黄连清心火，竹叶清热除烦，但方中用人参其义不解，故《丹溪心法》方中无人参。

口糜

戴云：满口生疮者便是。江茶、粉草敷之。

又方　苦参、黄丹①、五倍子、青黛各等分，敷之。

【点评】口糜多因湿热内蕴，上蒸口腔所致，故用此等方药。

脱囊肿大

戴云：脱囊者，阴囊肿大、坠下不收上之说。

木通　甘草　黄连　当归　黄芩

煎服。

脱囊，紫苏叶为末，水调敷上，荷叶裹之。

【点评】脱囊肿大是指阴囊急性红肿，继而溃烂皮脱，睾丸外露甚至脱落为主要表现，多因肝经湿热邪毒下注阴囊所致，治宜清热利湿、解毒散痈。

脱肛

戴云：脱肛者，大肠脱下之说。

东北方陈壁上土，汤泡，先熏后洗。亦可用脱囊药服之。

【点评】小儿血气未充，或因久泄久痢等，以致中气下陷，不能摄纳而致脱肛。可用中药煎汤熏洗外治，亦可内服益气升提之

---

① 黄丹：即铅丹。

剂，如补中益气汤。

木舌

戴云：木舌者，舌肿硬不和软也。又言重舌者，亦是此类。二者盖是热病，用百草霜、滑石、芒硝，为末，酒调敷。

【点评】木舌与重舌不同，木舌是指舌肿满口，坚硬不能转动，多因心火过盛，或心脾积热，火热上冲所致，治宜泻火解毒。而重舌是指舌下血脉肿胀，状似舌下又生小舌，或红或紫，或连贯而生，状如莲花，饮食难下，言语不清，口流清涎，日久溃腐。多由心脾湿热，复感风邪，邪气相搏，循经上结于舌而成，治宜清心泻脾。

瘾疹

黑斑、红斑、疮痒，用通圣散调服。

【点评】《丹溪心法》卷二记载的通圣散，由川芎、当归、麻黄、薄荷、连翘、白芍、黄芩、石膏、桔梗、滑石、荆芥、栀子、白术、甘草组成，可参考。

咯红

戴云：咯红者，即唾内有血，非吐血与咳血。

黑豆、甘草、陈皮，煎服。

【点评】咯血和咳血都是有血从口中吐出，但两者有所区别，咯血是指唾液中带血，咳血是指咳嗽时痰中带血。

吃泥

胃热故也。

软石膏、甘草、黄芩、陈皮、茯苓、白术，煎服。

【点评】小儿好吃泥土，丹溪认为是胃热，论述简切明确，故用清胃除湿之品。证之临床，还有肝旺克脾，即木乘土，思得土以助脾胃，故见泥土而食，当需平其肝木之旺，补其脾胃之虚，自然见土而不吃。

痢疾

食积：

黄芩　黄连　陈皮　甘草

煎服。赤痢加红花、桃仁，白痢加滑石末。

食积痢：

炒曲　苍术　滑石　芍药　黄芩　白术　甘草　陈皮　茯苓

上哎咀，煎，下保和丸。

【点评】小儿痢疾，丹溪认为其病因病机皆为饮食积滞所致，临床以腹痛肠鸣，泻下粪便，臭如败卵，泻后痛减，脘腹胀满，嗳腐酸臭等为特征，治疗不宜单纯止泻，应以黄芩、黄连、陈皮、甘草清热祛湿导滞。其中赤痢为湿热伤在血分，故加红花、桃仁；白痢为湿热伤在气分，故加滑石。

解颅

乃是母气虚与热多耳。

戴云：即初生小儿头上骨未合而开者。上以四君子汤、四物汤，有热加酒芩、炒黄连、生甘草，煎服；外以帛束紧，用白蔹末敷之。

【点评】解颅为先天肾气不足之故。肾主骨髓，而脑为髓海，肾气不足，则脑髓不足，故颅为之开解。丹溪以四君子汤、四物汤补益气血为治，并加黄芩、黄连清热解毒，是针对小儿气血亏虚兼有热毒壅结者，证见头颅增大，颅缝开解，头皮光急，青筋暴露，囟门高突，目珠下垂，发热气促，面赤唇红，大便干，小便短赤等症。

蛔虫

棟树根为君，佐以二陈汤，煎服。

【点评】苦楝根皮主治蛔虫病、钩虫病、蛲虫病、阴道滴虫病、疥疮、头癣等病。现代药理研究表明，其驱蛔作用的有效成分为川楝素，能透过虫体表皮，直接作用于蛔虫肌肉，扰乱其能量代谢，导致收缩性疲劳而痉挛，能使 ATP 的分解代谢加快，从而造成蛔虫有能量供应短缺而导致收缩疲劳，而被排出体外。但苦楝根皮有一定的毒性，应结合患者的年龄、体质等情况，慎重投药。

口噤

郁金、藜芦、瓜蒂为末，嚏鼻。

【点评】小儿口噤指小儿上下口唇紧聚，不能吸吮。《圣济总录》谓："夫小儿初生，便得口噤，不能饮乳者。此由在胎时，其母腑脏有热，熏蒸胞胎，热气入儿心脾，致初生后，口中忽结热于舌上，如黍米大，令儿不能吮乳，名之曰噤也。"并提出用瓜蒂散方催吐为治。丹溪改为瓜蒂等药嚏鼻，使用上更为方便，值得一试。

风痰

南星半两，切　白矾半两，入器中，水高一指浸，晒干研细末　白附子一两

用飞白面为丸，如鸡头大。每服一丸或二丸，姜蜜薄荷汤化下服之。

【点评】小儿风痰是指素有痰疾，因感受风邪或风热怫郁而发的病证，临床表现为痰涎壅盛，阻碍气道，呼吸急迫，阴阳之气难以续接，治宜疏风化痰，可用宣散风邪药与化痰药配伍，又当辨别风寒风热之性，配以辛热辛凉之药。文中用方，《丹溪心法》名之为白附丸。

癞头

用红炭焠①长流水令热，洗之。又服酒制通圣散，除大黄酒炒外，以胡荽子、伏龙肝、悬龙尾②、黄连、白矾为末，调敷。

又方

松树厚皮一两，烧灰　白胶香二两，熬沸倾石上　黄丹一两，飞　白矾半两，火飞　软石膏一两　黄连半两　大黄五钱　轻粉四厘

上极细末，熬熟油调敷疮上。须先洗了疮口，敷乃佳。

---

① 焠(cuì脆)：烧，灼。同淬。
② 悬龙尾：即梁上尘。

【点评】癞头又名白秃疮，指以头皮覆盖灰白色鳞屑斑片，毛发折断为主要表现的头皮癣疾，多见于儿童（尤其是男孩），多由风邪袭人头皮腠理，结聚不散，或由接触传染而发，治宜清热、利湿、解毒。

赤瘤

生地黄、木通、荆芥，苦药带表之类，用巴蕉油①涂患处。

【点评】赤瘤即丹瘤，为儿童之皮肤感染或血管瘤。《儒门事亲》说："夫小儿丹瘤，浮赤走引或遍身者，乃邪热之毒在于皮肤，以磁盘撒出血则愈，如不愈，则以拔毒散，扫三二十度必愈矣。"可以互参。

鼻赤

雄黄、黄丹同敷。
一小儿好吃粽，成腹痛。黄连、白酒药为末，调服乃愈。②

【点评】鼻赤即鼻齄，俗称酒渣鼻。多由肺胃积热，或嗜酒之人，湿热素盛，加之风寒外袭，瘀血凝滞所致，治宜清热凉血、

---

① 巴蕉油：为芭蕉属植物茎中的汁液，具有清热，止渴，解毒之功效。常用于惊风癫痫，疔疮痈疽，烫伤。

② 一小儿好吃粽，……乃愈：此段文字，《丹溪心法》在"小儿腹胀"条下，疑误抄。

活血化瘀。现代研究表明，其发病与毛囊蠕形螨（毛囊虫）有关，故一般多外用抗菌消炎治疗。丹溪用雄黄、黄丹外敷，恰合目前临床实际情况。

附　录

火岂君相五志俱有论

火之为病，其害甚大，其变甚速，其势甚彰，其死甚暴。何者？盖能燔灼焚焰，飞走狂越，消烁于物，莫能御之。游行乎三焦，虚实之两途。曰君火也，犹人火也；曰相火也，犹龙火也。火性不妄动，能不违道于常，以禀位听命营运造化，生存之机矣。

夫人在气交之中，多动少静，欲不妄动，其可得乎？故凡动者皆属火。龙火一妄行，元气受伤，势不两立，偏胜则病移他经，事非细故，动之极也，病则死矣。《经》所谓一水不胜二火之火，出于天造。君相之外，又有厥阴脏腑之火，根于五志之内，六欲七情激之，其火随起。大怒则火起于肝，醉饱则火起于胃，房劳则火起于肾，悲哀动中则火起于肺。心为君主，自焚则死矣。丹溪又启火出五脏主病，曰：诸风掉眩，属于肝火之动也；诸痛疮疡，属于心火之用也；诸气膹郁①，属于肺火之升也。诸湿肿满，属于脾火之胜也。《经》所谓一水不胜五火之火，出自人为。

又考《内经》病机一十九条内举属火者五：诸热瞀瘛，皆属于火；诸禁鼓栗，如丧神守，皆属于火；诸气逆上，皆属于火；诸躁扰狂

---

① 膹(fèn 愤)郁：积满，郁结。

越，皆属于火；诸病胕肿，疼酸惊骇，皆属于火。而河间又广其说，火之致病者甚多，深契《内经》之意。曰：喘呕吐酸、暴注下迫、转筋、小便浑浊、腹胀大、鼓之有声、痈疽疡疹、瘤气结核、吐下霍乱、瞀郁肿胀、鼻塞鼻衄、血溢血泄、淋闭、身热恶寒、战栗惊惑、悲笑谵妄、衄蔑①血污之病，皆少阴君火之火，乃真心小肠之气所为也。若瞀瘈暴喑、冒昧、躁扰狂越、骂詈惊骇、胕肿酸疼、气逆上冲、禁栗如丧神守、嚏②呕、疮疡、喉痹、耳鸣及聋、呕涌溢、食不下、目昧不明、暴注、瞤瘈、暴病暴死，此皆少阳相火之热，乃心包络三焦之气所为也。是皆火之变见于诸病也。谓为脉，虚则浮大，实则洪数。药之所主，各因其属。君火者，心火也，可以湿伏，可以水灭，可以直折，惟黄连之属可以制之；相火者，龙火也，不可以湿折之，从其性而伏之，惟黄柏之属可以降之。噫！泻火之法，岂止如此，虚实多端，不可不察。以脏气司之：如黄连泻心火，黄芩泻肺火，芍药泻脾火，柴胡泻肝火，知母泻肾火，此皆苦寒之味，能泻有余之火耳。若饮食劳倦，内伤元气，火不两立，为阳虚之病，以甘温之剂除之，如黄芪、人参、甘草之属。若阴微阳强，相火炽盛，以乘阴位，日渐煎熬，为火虚之病，以甘寒之剂降之，如当归、地黄之属。若心火亢极，郁热内实，为阳强之病，以咸冷之剂折之，如大黄、朴硝之属。若肾水受伤，其阴失守，无根少火，为水虚之病，以壮水之剂制之，如生地黄、玄参之属。若右肾命门火衰，为阳脱之病，以温热之剂济之，如附子、干姜之属。若胃虚过食冷物，抑遏阳气于脾土，为火郁之病，以升散之剂发之，如升麻、干葛、柴胡、防

---

① 衄蔑：指鼻中出血，也泛指出血。
② 嚏（tì 替）：古同"嚏"。

风之属。不明诸此之类，而求火之为病，施治何所根据？故于诸经集略其说，略备处方之用，庶免实实虚虚之祸也。

【点评】刘完素通过对《内经》的研究，并结合自己的临床经验，提出了"六气皆从火化"和"五志过极皆为热甚"的"主火论"。朱丹溪从"太极动而生阳，静而生阴"的哲学思想出发，认为事物的生存离不开动、静两方面，提出了"相火论"。他认为相火对于人体来说，就是指生生不息的机能活动。在生理上相火能扶助造化，温养脏腑，推动机体各项生理功能。在病理上，各种原因导致相火妄动，则贼害元气，煎熬真阴，阴虚则病，阴绝则死。刘完素所言之火，主要是由于六气化火和阳热怫郁所致，因此多为实火；朱氏所言之火，主要为内生之火，为虚火，这是两者的主要不同之处。戴原礼在深入钻研河间的"主火论"和丹溪的"相火论"的基础上，主张根据五脏火化之候而分别治理，并提出具体用药方法，在学术上独树一帜。

气属阳动作火论

捍卫冲和不息之谓气，扰乱妄动变常之谓火。当其和平之时，外护其表，复行于里，周流一身，循环无端，出入升降，继而有常，源出中焦，总统于肺，气曷尝病于人也？及其七情之交攻，五志之间发，乖戾失常，清者遽①变之为浊，行者抑遏而反止，表失卫护而不

---

① 遽(jù 剧)：匆忙，急。

和，内失健悍而少降，营运渐远，肺失主持，妄动不已，五志厥阳之火起焉；上燔于肺，气乃病焉。何者？气本属阳，反胜则为火矣。

河间曰：五志过极则为火也。何后世不本此议，而一概类聚香辛燥热之剂，气作寒治，所据何理？且言七气汤制作，其用青皮、陈皮、三棱、蓬术、益智、官桂、甘草，遂以为平和可常用，通治七情所伤，混同一意，未喻其药以治真气。以下诸气，尤有甚焉者，兹不复叙。况所居之情，各各不同。且夫《经》言九气之变，未尝略而不详。如怒则气上，喜则气缓，悲则气消，恐则气下，寒则气收，热则气泄，惊则气乱，劳则气耗，思则气结。其言治法，高者抑之，下者举之，寒者热之，热者寒之，惊者平之，劳者温之，结者散之，喜者以恐升之，悲者以喜胜之。九气之治，各有分别，何尝混作寒治论，而类聚香热之药，通言而治诸气，岂理之谓欤？若香辛燥热之剂，但可劫滞气，冲快于一时，以其气久抑滞，借此暂行开发之意。药中无佐使制服所起之气，服之，甚则增炽郁火，蒸熏气液而成积，自积滋长而成痰。一饮下膈，气乃氤氲清虚之象，若雾露之着物，虽滞易散。内夹痰积，开而复结，服之日久，安有气实而不动，气动而不散者乎？此皆人所受误之由，习俗已久，相沿而化，卒莫能救。升发太过，香辛散气，燥热伤气，真气耗散，浊气上腾，犹曰肾虚不能摄气归原，遂与苏子降气汤、四磨汤，下黑锡丹、养气丹镇坠上升之气。且硫黄、黑锡佐以香热，又无补养之性，借此果能生气而补肾乎？请熟详之。夫湿痰盛甚者，亦或当之，初服未显增变，由其喜坠而愈进，形质弱者，何以收救？不悟肺受火炎，子气亦弱，降令不行，火无以制，相扇而动，本势空虚，命绝如缕，积而至深，丹毒济火，一旦火气狂散，喘息奔急而死。所以有形丹石丸药，重坠无形之气，其气将何抵受随而降之乎？譬以石投水，水固未尝沉也，岂不死欤！

丹溪有曰：上升之气，自肝而出，中夹相火，其热愈甚，自觉身冷，非真冷也。火热似水，积热之甚，阳亢阴微，故有此证。认假作真，似是之祸可胜言哉！《内经》虽云百病皆生于气，以正气受邪之不一也。今七情伤气，郁结不舒，痞闷壅塞，发为诸病，当详所起之因。滞于何经，有上下部分脏气之不同；随经用药，有寒热温凉之同异。若枳壳利肺气，多服损胸中至高之气；青皮泻肝气，多服损真气。与夫木香之行中下焦气、香附之快滞气、陈皮之泄气、藿香之馨香上行胃气、紫苏之散表气、厚朴之泻卫气、槟榔之泻至高之气、沉香之升降其气、脑麝之散真气，若此之类，气实可宜。其中有行散者，有损泄者，其过剂乎？用之能却气之标，而不能治气之本。岂可又佐以燥热之药，以火济火，混同谓治诸气，使之常服、多服可乎？

气之与火，一理而已，动静之变，反化为二。气作火论，治与病情相得。丹溪《发挥》论云：冷生气者，出于高阳生之谬言也。自非身受寒气、口食寒物而足论寒者，吾恐十之无一二也。

血属阴难成易亏论

《内经》曰：荣者，水谷之精也。和调五脏，洒陈于六腑，乃能入于脉也。源源而来，生化于脾，总统于心，藏贮于肝，宣布于肺，施泄于肾，灌溉一身。目得之而能视，耳得之而能听，手得之而能摄，掌得之而能握，足得之而能步，脏得之而能液，腑得之而能气。是以出入升降濡润宣通者，由此使然也。注之于脉，少则涩，充则实。常以饮食日滋，故能阳生阴长，取汁变化而赤为血也。生化旺，则诸经恃此而长养；衰耗竭，则百脉由此而空虚，可不谨养哉！故曰：血者，神气也。持之则存，失之则亡。是知血盛则形盛，血弱则形衰。神静则阴生，形役则阳亢，阳盛则阴必衰，又何言阳旺而生阴血也？

盖谓血气之常，阴从乎阳，随气运行于内，而无阴以羁束，则气何以树立？故其致病也易，而调治也难。以其比阳，常亏而又损之，则阳易亢、阴易乏之论，可以见矣。诸经有云：阳道实，阴道虚。阳道常饶，阴道常乏；阳常有余，阴常不足。以人之生也，年至十四而经行，至四十九而经断，可见阴血之难成易亏。知此阴气一亏伤，所变之证，妄行于上则吐衄，衰涸于外则虚劳，妄返于下则便红，稍血热则膀胱癃闭溺血，渗透肠间则为肠风，阴虚阳搏则为崩中，湿蒸热瘀则为滞下，热极腐化则为脓血。火极似水，血色紫黑；热盛于阴，发为疮疡；湿滞于血，则为痛痒瘾疹；郁于皮肤，则为冷痹。蓄之在上，则人喜忘；蓄之在下，则为喜狂。堕恐跌仆，则瘀恶内凝。若分部位，身半以上，同天之阳；身半以下，同地之阴。此特举其所显之证者。治血必血属之药，欲求血药，其四物之谓乎？河间谓随证辅佐，谓之六合汤者，详言之矣。余故陈其气味专司之要，不可不察。夫川芎，血中之气药也，通肝经，性味辛散，能行血滞于气也；地黄，血中血药也，通肾经，性味甘寒，能生真阴之虚也；当归分三，治血中主药，通肾经，性味辛温，全用能活血，各归其经也；芍药，阴分药也，通脾经，性味酸寒，能和血气腹痛也。若求阴药之属，必于此而取则焉。《脾胃论》有云：若善治者，随经损益，损其一二味之所宜为主治可也。此特论血病，而求血药之属者也。

若气虚血弱，又当从长沙。血虚以人参补之，阳旺则生阴血也。若四物者，独能主血分受伤，为气不虚也。辅佐之属，若桃仁、红花、苏子、血竭、牡丹皮者，血滞所宜；蒲黄、阿胶、地榆、百草霜、桐灰者，血崩所宜；乳香、没药、五灵脂、凌霄花者，血痛所宜；苁蓉、锁阳、牛膝、枸杞子、益母草、夏枯草、败龟板者，血虚所宜；乳酪，血液之物，血燥所宜；干姜、桂者，血寒所宜；生地黄、苦参，血热所宜。此特取其正治之大略耳，以其触类而长，可谓无穷之应变矣。

【点评】《格致余论·阳有余阴不足论》云："人受天地之气生，天之阳气为气，地之阴气为血，故气常有余，血常不足。"戴原礼在上两篇论文中，继承了丹溪"阳有余阴不足论"学术思想，并将其发展为"气化火、血易亏"的"气血盛衰论"，从而使丹溪的理论更为明确具体，羽翼丹溪之说。他认为阳即言气，阴即言血，气血是维持人体脏腑功能活动的主要物质。气属阳宜动，气与火原为一理，只是因动静之变，才反化为二。正常生理情况下，气动以化生万物，温养脏腑百节；病理时，气动太过，则反化为火，扰乱生机，即丹溪所谓"气有余便是火""相火妄动即为贼邪"。故文中提出"捍卫冲和不息之谓气，扰乱妄动变常之谓火"。同时他也十分重视阴血在维持人体正常生理活动中的重要性，即文中所谓"血者，神气也。持之则存，失之则亡。是知血盛则形盛，血弱则形衰"。认为血属阴宜静，静而才能调和脏腑，营运周身。但阴血难成易亏，而人又处于气交之中，常动多而静少，动则化火，阴血更受耗竭，既亏之阴血复受阳扰，则百病变生。戴氏对气血的阐发，既宗丹溪之说，又颇有创见，故《四库全书总目提要》称他"有功震亨"是不无道理的。

滞下辩论

滞下之病，尝见世方以赤白而分寒热，妄用兜涩燥剂止之。或言积滞，而用巴硇丸药攻之；或指湿热，而与淡渗之剂利之。一偏之误，可不明辩乎？谨按《原病式》所论，赤白同于一理，反复陈喻，但不熟察耳。果肠胃积滞不行，法当辛苦寒凉药，推陈致新，荡涤而去，不宜巴硇毒热下之。否则，郁结转甚，而病变危者有之矣。若泻痢不分两证，混言湿热，不利小便，非其治也。

夫泄者，水谷湿之象；滞下者，垢瘀之物同于湿热而成。治分两歧，而药亦异。若淡渗之剂，功能散利水道，浊流得快，使泄自止。此有无之形，岂可与滞下混同论治而用导滞行积可乎？其下痢出于大肠传送之道，了不干于肾气。所下有形之物，或如鱼脑，或下如豆汁，或便白脓，或下纯血，或赤或白，或赤白相杂，若此者，岂可与泻混同论治而用淡渗利之可乎？

尝原其本，皆由肠胃日受饮食之积，余不尽行，留滞于内，湿蒸热瘀，郁结日深，伏而不作；时逢炎暑大行，相火司令，又调摄失宜，复感酷热之毒，至秋阳气始收，火气下降，蒸发蓄积，而滞下之证作矣。以其积滞之下行，故名之曰滞下。其湿热瘀积，干于血分则赤，干于气分则白，赤白兼下，气血俱受邪矣。久而不愈，气血不运，脾积不磨，陈积脱滑下凝，犹若鱼脑矣。甚则肠胃空虚，关司失守，浊液并流，色非一类，错杂混下注出，状如豆汁矣。若脾气下陷，虚坐努责，便出色如白脓矣。其热伤血深，湿毒相瘀，黏结紫色，则紫黑矣。其污浊积而欲出，气滞而不与之出，所以下迫窘痛，后重里急，至圊而不能便，总行频并亦少，乍起乍止而不安，此皆大肠经有所壅遏窒碍，气液不得宣通故也。

众言难处，何法则可求之？长沙论云：利之可下者悉用大黄之剂，可温者悉用姜、附之类，何尝以巴硇热毒下之、紧涩重药兜之？又观河间立言，后重则宜下，腹痛则宜和，身重则宜温，脉弦则去风。脓血黏稠以重药竭之，身冷自汗以重药温之。风邪内束宜汗之，鹜溏为痢当温之。在表者汗之，在里者下之，在上者涌之，在下者竭之。身表热者内疏之，小便涩者分利之。用药轻重之别，又加详载。行血则便脓自愈，调气则后重自除，治实治虚之要论。而丹溪又谓大虚大寒者，其治验备载《局方发挥》。观此治法，岂可胶柱而调瑟？又有胃弱而闭不食，此名噤口痢，古方未有详论者。以《内经》大法推之，内格呕逆，火起炎上之象。究乎此，则胃虚木火乘之，是土败木贼也，见此多成危候。

【点评】丹溪以前诸学者有谓白痢为寒，赤痢为热，有谓"赤者新积，白者旧积"，用药主张或止或攻或利，贻误非浅。丹溪总结前人之经验，结合自身之临床实践，将泄泻与痢疾在临床表现上明确地加以区分，为后世医者提供了宝贵的临床经验。戴原礼在此基础上详细阐发了痢疾与泄泻的鉴别以及治疗方法，对临床具有重要的指导意义。

三消之疾燥热胜阴

尝读刘河间先生三消之论，始言天地六气五味，以配养人身六味五脏，而究乎万物之源；终引《内经》论渴诸证，以辩乎世方热药之误。此比物立象，反复详明，非深达阴阳造化之机者，孰能如是耶？请陈其略：夫《经》中有言心肺气厥而渴者，有肾热而渴者，有言胃与大肠结热而渴者，有言脾痹而渴者，有因小肠痹热而渴者，有因伤饱肥甘而食渴者，有因醉饱入房而渴者，有因远行劳倦、遇天热而渴者，有因伤害胃干而渴者，有因肾热而渴者，有因痛风而渴者。虽五脏之部分不同，而病之所遇各异，其为燥热之疾，一也。三消之热，本湿寒之阴气衰，燥热之阳气太甚，皆因乎饮食之饵失节，肠胃干涸，而气液不得宣平。或耗乱精神，过违其度；或因大病，阴气损而血液衰虚，阳气悍而燥热郁甚；或因久嗜咸物，恣食炙煿，饮食过度；亦有年少服金石丸散，积久，实热结于胸中，下焦虚热，血气不能制实热，燥甚于肾，故渴而引饮。

若饮水多而小便多者，名曰消渴；若饮食多而不甚渴，小便数而消瘦者，名曰消中；若渴而饮水不绝，腿消瘦，而小便有脂液者，名曰肾消。此三消者，其燥热同也。故治疾者，补肾水阴寒之虚，而泻心火阳热之实，除肠胃燥热之甚，济一身津液之衰。使道路散而不结，津液生而不枯，气血利而不涩，则病日已矣。岂不以滋润之剂，养阴以制燥，滋水而充液哉！何世之治消渴者不知其书，谓因下部肾水虚，不能制其上焦心火，使上实热而多烦渴，下虚冷而多小便。若更服寒药，则元气转虚，而下部肾水转衰，则上焦心火尤难治也。但以暖药补养元气，若下部肾水得实，而胜退上焦心火，则自然渴止，小便如常而病愈也。吁！若此未明阴阳虚实之道也。

夫肾水属阴而本寒，虚则为热；心火属阳而本热，虚则为寒。若肾水阴虚，则心火阳实，是谓阳实阴虚，而上下俱热矣。以彼人言，但见消渴数溲，妄言为下部寒尔，岂知肠胃燥热怫郁使之然也。且夫寒物属阴，能养水而泻心；热物属阳，能养火而耗水。今肾水既不能胜心火，则上下俱热，奈何以热药养肾水，欲令胜心火，岂不暗哉！彼所谓水气实者必能制火，虚则不能制火。故阳实阴虚，而热燥其液，小便淋而常少；阴实阳虚，不能制水，小便利而常多。此又不知消渴小便多者，盖燥热太甚，而三焦肠胃之腠理怫郁结滞，致密壅塞，而水液不能渗泄浸润于外，以养乎百骸。故肠胃之外，燥热太甚，虽多饮水入于肠胃之内，终不能浸润于外，故渴不止而小便多。水液既不能渗泄浸润于外，则阴燥竭而无以自养，故久而多变为聋盲、疮疡、痤痱之类而危殆。其为燥热伤阴也明矣。

【点评】有关消渴的病机，刘完素在《三消论》中提出为燥热，丹溪则认为是相火妄动、津血亏虚，明确指出消渴要分"上中下"证治疗，治法以养肺、降火、生血为主。戴原礼虽为丹溪弟子，却倡言刘完素的消渴"燥热论"，治疗主张用补肾阴、泻心火、除燥热以保阴津，不拘师说，实属难得。

泄泻从湿治有多法

泄泻者，水湿所为也。由湿本土，土乃脾胃之气也。得此证者，或因于内伤，或感于外邪，皆能动乎脾湿。脾病则升举之气下陷，湿变注泻，并出大肠之道，以胃与大肠同乎阳明一经也。《经》云湿可成泄，垂教治湿大意而言。后世方论泥云治湿不利小便非其治也，故凡泄泻之药，多用淡渗之剂利之。下久不止，不分所得之因，遽以为寒，而用紧涩热药兜之。

　　夫泄有五：飧泄者，水谷不化而完出，湿兼风也；溏泄者，所下汁积黏垢，湿兼热也；鹜泄者，所下澄澈清冷，小便清白，湿兼寒也；濡泄者，体重软弱，泄下多水，湿自甚也；滑泄者，久下不能禁固，湿胜气脱也。若此有寒热虚实之不同，举治不可执一而言，谨书数法于后。

　　夫泄有宜汗解者，《经》言春伤于风，夏必飧泄，又云久风为飧泄，若《保命集》云用苍术、麻黄、防风之属是也。有宜下而保安者，若长沙言：下利，脉滑而数者，有宿食也，当下之，下利已瘥，至其时复发者，此为下未尽，更下之，安，悉用大承气汤加减之剂。有宜化而得安者，《格致余论》：夏月患泄，百方不效，视之，久病而神亦瘁，小便少而赤，脉滑而颇弦，格闷食减。因悟此久积所为，积湿成痰，留于肺中，宜大肠之不固也。清其源则流自清，以茱萸等作汤，温服一碗许，探喉中，一吐痰半升，如利减半，次早晨再饮，吐半升而利止。有以补养而愈者，若《脾胃论》言：脉弦、气弱自汗、四肢发热、大便泄泻，从黄芪建中汤。有宜调和脾湿而得止者，若洁古言曰：四肢懒倦，小便不利，大便走泄，沉困，饮食减少，以白术、芍药、茯苓加减治之。有宜升举而安者，若《试效方》言：胃中湿，脾弱不能营运，食下则为泄，助甲胆风胜以克之，以升阳之药羌活、独活、升麻、防风、炙甘草之属。有宜燥湿而后除者，若《脾胃论》言：土湿有余，脉缓，怠惰嗜卧，四肢不收，大便泄泻，从平胃散。有宜寒凉而愈者，若长沙言：协热自利者，黄芩汤主之。举其湿热之相宜者，若长沙言：下利，脉迟紧，痛未欲止，当温之；下利、心痛，急当救里；下利清白、水液澄澈，可与理中、四逆汤辈。究其利小便之相宜者，河间言：湿胜则濡泄，小便不利者可与五苓散、益元散分导之；以其收敛之相宜者，东垣言：寒滑、气泄不固，制诃子散涩之。

以上诸法，各有所主，岂独利小便而湿动也？岂独病因寒，必待龙骨、石脂紧重燥毒之属涩之？治者又当审择其说，一途取利，约而不博，可乎？

【点评】历代医家多从湿论治泄泻，而戴氏则以丹溪学术思想为源流，在其理论的启发下，提出了"泄泻从湿治有多法"的观点，对泄泻的病因病机有了更为深刻的认识、更为全面的阐述，深谙丹溪之旨，为后世医家对泄泻的辨证论治提供了参考蓝本。

方名索引